口腔疾病诊断与治疗

赵刚　卓锋　编著

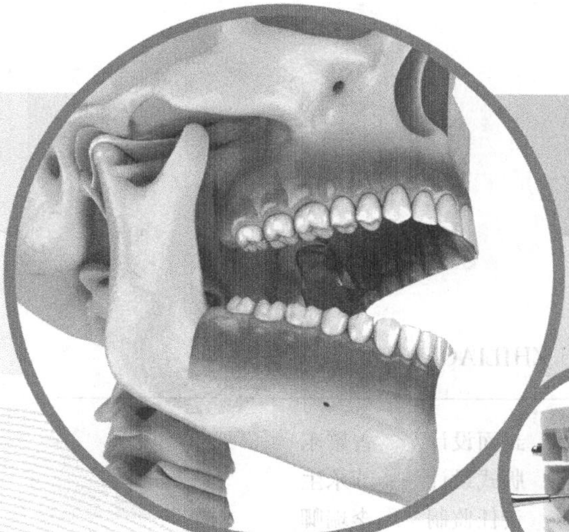

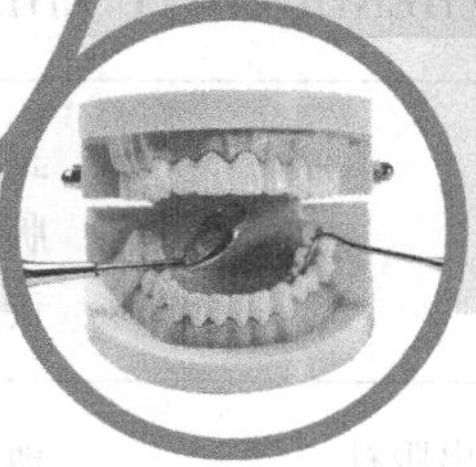

郑州大学出版社

图书在版编目(CIP)数据

口腔疾病诊断与治疗 / 赵刚, 卓锋编著. — 郑州 : 郑州大学出版社, 2023.8(2024.6 重印)
ISBN 978-7-5645-7486-4

Ⅰ. ①口… Ⅱ. ①赵…②卓… Ⅲ. ①口腔疾病 - 诊疗
Ⅳ. ①R78

中国国家版本馆 CIP 数据核字(2023)第 128519 号

口腔疾病诊断与治疗
KOUQIANG JIBING ZHENDUAN YU ZHILIAO

策划编辑	薛 晗	封面设计	曾耀东
责任编辑	薛 晗	版式设计	苏永生
责任校对	刘 莉	责任监制	李瑞卿

出版发行	郑州大学出版社	地　　址	郑州市大学路 40 号(450052)
出 版 人	孙保营	网　　址	http://www.zzup.cn
经　　销	全国新华书店	发行电话	0371-66966070
印　　刷	廊坊市印艺阁数字科技有限公司		
开　　本	710 mm×1 010 mm 1 / 16		
印　　张	14.25	字　　数	250 千字
版　　次	2023 年 8 月第 1 版	印　　次	2024 年 6 月第 2 次印刷

书　　号	ISBN 978-7-5645-7486-4	定　　价	88.00 元

前 言

口腔医学是一门以研究口腔及颌面部正常结构及功能、疾病的病因、病理、诊断、治疗及预防为主要内容的学科。随着口腔医学的发展，新机制、新技术不断出现，分支学科也在不断地增加。口腔医学与基础医学、临床医学等学科同属于一级学科，它们一起组成了我国学科体系中的医学门类，口腔医学对医学发展有重要贡献。放射诊断及麻醉药最早应用于医学是在牙片拍摄和全身麻醉下的颌颈肿瘤手术中。近年来，医疗技术、医疗方法及有关知识都在不断地更新，为满足当前我国口腔医学迅速发展的需要，特编写了本书。

口腔疾病的类型很多，诊断和治疗方法也很复杂。本书以疾病为主线，对口腔常见、多发疾病的病因、临床表现、诊断及治疗原则做了较为全面的阐述，也与当前的临床研究成果相结合，并对口腔修复等方面的内容，比如牙体修复、牙周组织修复等进行了介绍。

由于编者水平有限，书中难免会出现一些不当之处。我们真诚地希望广大口腔科医务工作者能给我们提出宝贵的意见和建议，以便再版时修订。

编　者

2023 年 3 月

目录

第三篇　儿童牙病和老年牙病

第四篇　口腔修复

第一篇

绪　论

第一章 口腔颌面部解剖与生理

第一节 牙体解剖与生理

一、牙的组成、分类和功能

（一）牙的组成

1. 牙的外部观察　每个牙齿从外部观察均分为牙冠、牙根及牙颈3部分。

（1）牙冠：表面由牙釉质覆盖的牙体部分称为牙冠，也称解剖牙冠，与解剖牙根以颈线为界。生理情况下牙冠的大部分显露于口腔称为临床牙冠，与临床牙根以龈缘为界，是牙齿直接行使功能的部分。

（2）牙根：表面由牙骨质覆盖的牙体部分称牙根。牙根被埋于牙槽骨中，是牙体的支持部分，起稳固牙体的作用。牙根的数目与其承受的咬合力密切相关，前牙承受的咬合力小，为单根。磨牙承受的咬合力大，为2～3根，并且有一定的分叉度，以增强牙根在颌骨内的稳固性。

（3）牙颈：牙冠与牙根交界部分所呈现的弧形曲线称为牙颈，又称颈缘或颈线。

2. 牙的剖面观察　通过纵剖面观察，牙体从组织学上可以分为牙釉质、牙本质、牙骨质3种硬组织和1种软组织——牙髓。

（1）牙釉质：是指覆盖于牙冠表层的、半透明的白色硬组织，是高度钙化的最坚硬的牙体组织，也是全身矿化组织中最坚硬的，对咀嚼压力和摩擦力具有高度耐受性。

（2）牙本质：是指构成牙主体的硬组织，色淡黄，牙本质冠部表面由牙釉质覆盖，而根部表面由牙骨质覆盖，主要功能是保护其内部的牙髓和支持其表面的牙釉质及牙骨质。牙本质硬度比釉质低，比骨组织高。由牙本质围成的腔隙称为髓腔，内充满牙髓组织。

(3)牙骨质：是指覆盖在牙根表面的矿化硬组织，牙骨质的组织结构与密质骨相似，呈淡黄色，比牙本质颜色略深。牙骨质是维持牙和牙周组织联系的重要结构。牙骨质和牙釉质在牙颈部相接处称为釉牙骨质界。

(4)牙髓：是牙体组织中唯一的软组织，是一种疏松结缔组织，位于由牙本质构成的髓腔中，其主要功能是形成牙本质，同时具有营养、感觉、防御、修复功能。牙髓中的血管、淋巴管和神经仅通过根尖孔与根尖部牙周组织相连通。

(二)牙的分类

1. 根据牙形态特点和功能特性可分为切牙、尖牙、前磨牙和磨牙4类。

(1)切牙：位于牙弓前部，包括上颌中切牙、侧切牙和下颌中切牙、侧切牙，左、右两侧共8颗。牙冠唇舌面呈梯形，邻面呈楔形，切端薄，牙根多为单根。切牙的主要功能是切割食物。

(2)尖牙：位于口角处，俗称犬齿，包括上颌尖牙和下颌尖牙，左、右两侧共4颗。牙冠较厚，唇舌面呈五边形，邻面呈楔形，切端有一长大的牙尖。尖牙多为单根，长大并且粗壮。尖牙的主要功能是穿刺和撕裂食物。

(3)前磨牙：位于尖牙与磨牙之间，又称双尖牙，包括上颌第一、第二前磨牙和下颌第一、第二前磨牙，左、右两侧共8颗。牙冠约呈立方体形，颊舌面呈五边形，邻面呈四边形，咬合面有二尖(下颌第二前磨牙可能有三尖型者)。牙根可分叉，以利于牙的稳固。前磨牙的主要功能是协助尖牙撕裂食物，并具有捣碎食物的作用。

(4)磨牙：位于前磨牙远中，包括上颌第一、第二、第三磨牙和下颌第一、第二、第三磨牙，左、右两侧共12颗。牙冠体积大，约呈立方体形，颊舌面呈梯形，邻面呈四边形，咬合面大，有4~5个牙尖。牙根为多根，可有2~3个根。磨牙的主要功能为磨细食物。

临床上，通常以口角为界把牙分为前牙和后牙，前牙包括切牙和尖牙，后牙包括前磨牙和磨牙。

2. 根据牙在口腔内存在的时期不同可分为乳牙和恒牙。

(1)乳牙：出生后6个月左右乳牙开始萌出，至2岁半左右全部萌出。自6岁起，乳牙开始逐渐脱落，13岁全部为恒牙所代替。正常乳牙有

20 个，上、下颌左右两侧各 5 个。其名称从中线起向两侧分别为乳中切牙、乳侧切牙、乳尖牙、第一乳磨牙、第二乳磨牙。

（2）恒牙：恒牙自 6 岁左右开始萌出和替换，是继乳牙脱落后的第二副牙，因疾患或意外损伤脱落后再无牙替代。恒牙共 28 ~ 32 个，上、下颌左右两侧各 7 ~ 8 个，其名称从中线起向两侧分别为中切牙、侧切牙、尖牙、第一前磨牙、第二前磨牙、第一磨牙、第二磨牙、第三磨牙。

（三）牙的功能

人类的牙不仅是直接行使咀嚼功能的器官，而且在辅助发音、言语以及保持面部形态协调美观等方面均具有重要作用。

1. 咀嚼功能　牙是行使咀嚼功能的直接工具。食物进入口腔后，经过切牙的切割、尖牙的撕裂、前磨牙和磨牙的捣碎、磨细等一系列机械加工，与唾液混合形成食团，唾液中的酶对食物起部分消化作用。牙在行使咀嚼功能时，可刺激颌面部正常生长发育，促进牙周组织的健康。

2. 辅助发音和言语功能　牙与唇、舌等器官均参与了发音和言语。牙的位置以及与舌、唇之间的关系，对言语的清晰程度和发音的准确性有着重要的影响。如前牙缺失时，舌齿音、唇齿音、齿音等的发音均受很大影响。

3. 保持面部形态协调美观　牙按照一定的规律生长在上、下颌骨的牙槽窝内，形成上、下牙弓。牙的咬合关系正常可使唇颊部丰满，颌面部形态正常，表情自然。多数牙缺失或咬合关系异常者，均可影响牙槽骨及唇颊部软组织形态，影响颜面美观。

二、牙周组织

牙周组织由牙槽骨、牙周膜、牙骨质和牙龈组成，其主要功能是支持牙体。

（一）牙槽骨

牙槽骨是上下颌骨包围着牙根的部分，是支持牙齿的重要组织。容纳牙根的空间叫牙槽窝，其内壁称为固有牙槽骨，牙槽窝在冠方的游离端称牙槽嵴，牙与牙之间的牙槽骨称为牙槽间隔，牙脱落后牙槽骨逐渐萎缩。

（二）牙周膜

牙周膜是位于牙根和牙槽骨之间的致密结缔组织。其纤维一端埋入牙骨质内，另一端埋入牙槽骨和牙颈部的牙龈内，将牙固定于牙槽窝内，并能调节牙齿所承受的咀嚼压力,具有悬韧带的作用。牙周膜有丰富的神经,其感觉敏锐且可以明确指出牙位。牙周膜有支持、感觉、营养及形成牙骨质和牙槽骨等功能。

(三)牙龈

牙龈(gingiva)是包围牙颈部周围和覆盖在牙槽嵴表面的口腔咀嚼黏膜,分为游离龈、附着龈和龈乳头三部分。

1. 游离龈　是指牙龈边缘不与牙面附着的部分。与牙面之间的狭小空隙称为龈沟,其平均深度约 1.8 mm。正常探诊深度不超过 3 mm。

2. 附着龈　延续于游离龈的根方,紧密附着于牙槽嵴表面,与游离龈相接处有一浅的凹沟称为游离凹痕。附着龈表面橘皮状凹陷的小点称为点彩,在炎症水肿时,表面点彩消失而变为光亮。

3. 龈乳头和龈谷　牙龈呈锥体状充填于邻近两牙的牙间隙部分为龈乳头,也称牙间乳头。在牙的唇(颊)、舌(腭)乳头顶端位置高,邻面接触点的下方连接处凹陷称龈谷。炎症或食物嵌塞时,龈乳头可肿胀、破坏或消失。

三、牙的萌出及乳恒牙替换

(一)牙齿的萌出

牙胚破龈而出的现象称为出龈;从牙冠出龈至达到咬合接触的全过程叫萌出。牙齿的萌出是一个缓慢的过程,牙齿萌出的时间是指出龈的时间。牙齿萌出有一定的规律:在一定的时间内,按照一定的顺序,左右成对萌出;下颌牙的萌出较上颌同名牙略早;女性同名牙的萌出略早于男性。

(二)牙齿萌出的顺序和时间

乳牙从出生后 6 个月至 2 岁半左右萌出完成,此时的牙列为乳牙列;乳牙萌出先后顺序大约为乳中切牙、乳侧切牙,第一乳磨牙、乳尖牙、第二乳磨牙。恒牙一般从 6 岁左右开始萌出,在第二乳磨牙远中萌出第一恒磨牙(又称六龄牙),接着是中切牙萌出,随后侧切牙、第一前磨牙、尖牙、第二前磨牙、第二磨牙及第三磨牙依次萌出。恒牙一般在 12 ~ 13 岁时已萌出 28 个,第三磨牙俗称智齿,萌出时间不一致,一般在 18 岁以后萌出,也有终生不萌出者。6 ~ 12 岁期间牙弓中既有乳牙又有恒牙,称混合牙列。13 岁以后,所有乳牙被恒牙所替换,此后的牙列为恒牙列。

四、牙的一般名词、表面标志及髓腔名称

(一)应用术语

1. 中线　是平分颅面部为左右两等份的一条假想线,该线通过两眼之间、鼻尖和上颌两中切牙和下颌两中切牙之间。中线与正中矢状面一致,将牙弓分成左右对称的两部分。

2. 牙体长轴　是沿冠根方向通过牙体中心的一条假想线。

3. 接触区　牙与牙在邻面互相接触的区域称接触区或邻接处。

4. 外形高点　指牙冠各轴面上最突出的部分。

5. 牙体三等分　为了便于明确牙体各面上某一部位所在,常将牙轴面在一个方向分为3个等份来描述。

(二)牙冠各面的命名

每个牙冠均有4个与牙体长轴大致平行的轴面和一个与牙体长轴基本垂直的𬌗面或切嵴,各面名称如下。

1. 唇面或颊面　在前牙,牙冠靠近唇黏膜的一面称为唇面;在后牙,牙冠靠近颊黏膜的一面称为颊面。

2. 舌面或腭面　牙冠靠近舌侧的一面称为舌面,上颌牙冠舌面因接近腭侧,故亦称为腭面。

3. 邻面　同一牙弓内相邻两牙相互接触的面,称为邻面。每个牙冠均包括两个邻面,即一个近中面和一个远中面。牙冠离中线较近的邻面称为近中面;牙冠离中线较远的邻面称为远中面。

4. 𬌗面和切嵴　上、下颌后牙咬合时发生接触的一面称为𬌗面。前牙无𬌗面,其切端舌侧有切咬功能的嵴,称为切嵴。

(三)牙冠的表面标志

1. 牙冠的突起部分

(1)牙尖:牙冠表面近似锥体形的显著隆起称牙尖,常位于尖牙的切端、前磨牙和磨牙的𬌗面上。

(2)舌隆突:前牙舌面近颈1/3处的半月形隆突起,称舌隆突,是前牙的重要解剖特征之一。

(3)结节:牙冠上釉质过度钙化而形成的小突起,可在𬌗面或切牙切缘

见到。切牙初萌时切缘上所见的结节又称为切缘结节，随着牙的磨耗而逐渐消失。

(4)嵴：牙冠表面细长形的釉质隆起，称为嵴。根据其位置、形状和方向，嵴可分为切嵴、边缘嵴、牙尖嵴、三角嵴、横嵴、斜嵴、轴嵴、颈嵴。

2. 牙冠的凹陷部分

(1)窝：是牙冠表面不规则的凹陷，略似一个四周环山的盆地，称为窝。如前牙的舌面窝以及后牙殆面窝。

(2)沟：是指牙冠各面上，位于牙尖和嵴之间，或窝底部细长形凹陷部分，可分为发育沟、副沟。

(3)点隙：3 条或 3 条以上发育沟的汇合处，或某些发育沟的末端所形成的点状凹陷称为点隙。此处釉质未完全连接，是龋的好发部位。

3. 斜面　为组成牙尖的各面。每个牙尖有 4 个斜面，两斜面相交成嵴，四斜面相交则组成牙尖。

4. 生长叶　为牙生长发育的钙化中心，其融合处为发育沟。多数牙由 4 个生长叶发育而成，少数牙由 5 个生长叶发育而成。

(四)牙髓腔各部的名称

牙髓腔简称髓腔，位于牙体中部，周壁除根尖孔外均被坚硬的牙本质所包被，髓腔内充满牙髓。髓腔的形状与牙体外形基本相似，包括髓室和根管系统。

1. 髓室　为髓腔位于牙冠及牙根颈部的部分，其形状与牙冠的外形相似。前牙髓室与根管无明显界限；后牙髓室约呈立方形，分顶、底及四壁，是髓腔中较宽阔的部分。

(1)髓室顶与髓室底：与殆面或切嵴相对应的髓室壁称髓室顶，与髓室顶相对的髓室壁称髓室底，两者之间的距离称为髓室高度。

(2)髓室壁：与牙体轴面相对应的髓腔牙本质壁分别称近中髓壁、远中髓壁、颊侧髓壁和舌侧髓壁。

(3)髓角：为髓室伸向牙尖突出成角形的部分，其形状、位置与牙尖外形相似。髓角与殆面的距离因年龄而异，乳牙与刚萌出不久的恒牙髓室大，髓角至殆面的距离近；老年人髓腔内径变小，髓角变低，髓角至殆面的距离变大。

(4)根管口：位于髓室底上，为髓室与根管的移行处。

2. 根管　是髓腔除髓室以外的管道部分。通常一个较圆的牙根内有1个与其外形相似的根管,但一个较扁的牙根内,则很可能有1~2个根管或1~2个根管的混合形式,偶可见一个牙根内有3个根管。

五、牙的外形及应用解剖

(一)恒牙

人类的恒牙共28~32颗,上下颌各14~16颗。左右成对的同名牙其解剖形态相同,故恒牙的形态有16种。分为切牙、尖牙、前磨牙和磨牙4种类型。

1. 切牙　位于口腔前部,在中线两侧,形态相似,包括上颌中切牙、上颌侧切牙、下颌中切牙和下颌侧切牙,左、右两侧共8颗。

(1)牙体形态:切牙牙冠形态简单,由唇面、舌面、近中面和远中面4个轴面及一个切嵴组成,其中唇、舌面呈梯形,邻面呈三角形,颈部厚,切端薄,牙根为单根。其主要功能是切割食物。

(2)髓腔形态:唇舌剖面髓腔呈梭形,颈缘处最厚,向切端及根尖方向逐渐变细,根管较直,多为单根管。

(3)应用解剖:切牙的切嵴起切割食物的作用。上颌切牙位于牙弓前部,易受外伤而松动、折裂或脱落,缺损后影响面容与言语。切牙邻面和上颌侧切牙舌窝顶端是龋病的好发部位,临床检查时须注意。上颌中切牙牙根直,呈圆三角形,牙拔除时可使用旋转力;上颌侧切牙牙根可有弯曲,牙拔除时应仔细;下颌切牙的牙根扁而窄长,牙拔除时不宜使用旋转力。切牙多为直的单根管,根管治疗时易于操作,疗效较好。

2. 尖牙　位于口角两侧,上下左右共4颗。

(1)牙体形态:唇舌面均为五边形,有一长大的牙尖,形似匕首。牙根为较直的圆锥形单根,是恒牙中牙根最长的牙。

(2)髓腔形态:髓腔的唇舌径较大,最宽处位于牙颈部,向根尖方逐渐变细。

(3)应用解剖:尖牙位于口角处,牙根长而粗壮,能承受较大力,并具有支撑口角的作用。若上尖牙缺失,口角上部塌陷,影响面部美观。尖牙在口内存留时间较久,可作为基牙修复相关缺失牙。根管粗而直,根管治疗效果好。拔除上颌尖牙时可使用旋转力,下颌尖牙的根稍扁圆,松动后可适当配合较小的旋转力。

3. 前磨牙　位于尖牙与磨牙之间，分为第一前磨牙、第二前磨牙，上下左右共 8 颗。

（1）牙体形态：牙冠为立方形，咬合面上有 2 ~ 3 个牙尖，牙根扁而细长，上颌第一前磨牙多为颊舌两根，其余前磨牙多为单根。

（2）髓腔形态：牙冠内有一立方形髓室，与牙尖对应处有高耸的髓角，牙根内有 1 ~ 2 个根管。

（3）应用解剖：前磨牙𬌗面的窝、沟、点隙及邻面都是龋的好发部位，充填或修复时应注意恢复其正常解剖形态以及邻面接触区形态和位置，以免造成食物嵌塞。前磨牙牙根较扁或为双根，牙拔除时，不可使用旋转力。上颌前磨牙的根尖常接近上颌窦，根尖感染可能引起上颌窦炎；在拔除断根时要避免推入上颌窦。前磨牙𬌗面中央窝有时可见畸形中央尖，常因磨损使髓腔暴露，引起牙髓炎或根尖周炎。

4. 磨牙　位于前磨牙的远中，牙弓的后方，分为第一磨牙、第二磨牙、第三磨牙共 12 颗，其牙冠的体积依次变小，形态变圆突。

（1）牙体形态：磨牙的牙冠为立方形，𬌗面宽大，形态复杂，有 4 ~ 5 个牙尖，尖窝交错，易积存食物残渣，是龋病好发的部位。牙根为 2 ~ 3 个根，根分叉依次变小。

（2）髓腔形态：牙冠内部髓室较大，呈立方形，与牙尖相对应处有 4 ~ 5 个髓角，有 3 ~ 4 个根管，扁形牙根内有 2 个根管，根管较细，且有弯曲，圆锥形牙根内多为 1 个较直的根管。

（3）应用解剖：①第一磨牙萌出得早，沟裂点隙多，容易龋坏，充填及修复时注意恢复其正常的解剖形态。②上下颌第一磨牙的位置和关系，对于建立正常咬合起重要作用，保留和治疗第一磨牙很有必要。如拔除后应及时修复，以免邻牙向缺隙处倾倒，影响正常咬合关系。③第一磨牙与第二乳磨牙形态相似，容易混淆，拔牙时应特别注意鉴别。④第三磨牙常先天缺失或错位萌出，下颌第三磨牙的阻生情况较多，也是冠周炎的好发部位。常因下颌第三磨牙近中阻生引起食物嵌塞，导致下颌第二磨牙的远中龋坏。⑤上颌磨牙与上颌窦关系密切，其根尖感染可引起牙源性上颌窦炎；拔牙时切忌将断根推入上颌窦。下颌磨牙与下颌管接近，拔牙时勿伤及下牙槽神经。⑥腮腺导管口位于上颌第二磨牙牙冠相对的颊黏膜上。

(二)乳牙

乳牙是幼儿时期的咀嚼器官,又是引导恒牙在正常位置萌出的一个条件,故对口颌系统的生长、发育及健康具有重要意义。乳牙共20颗,左右对称,分为上下乳中切牙、乳侧切牙、乳尖牙、第一乳磨牙、第二乳磨牙。

1. 乳牙的牙体形态特点

(1)乳牙外形与同名恒牙相似,但体积较小,牙冠短而宽。

(2)乳牙牙冠色白,恒牙牙冠色微黄。

(3)乳牙颈嵴突出,外形高点明显。近颈1/3处缩窄,颈线弯曲度小于恒牙。

(4)冠根分界清晰,牙根明显变细,根长与冠长之比大于恒牙。因根方有恒牙胚,故乳前牙根中1/3向唇侧弯曲;乳磨牙根干短,根分叉大。

(5)上颌乳尖牙牙尖偏远中,而上颌恒尖牙牙尖偏近中。

(6)乳磨牙中,第二乳磨牙体积大于第一乳磨牙。

乳牙的髓腔特点:髓腔大,髓壁薄,髓角高。因根干短,根分叉接近牙冠颈部。

2. 乳牙的应用解剖

(1)乳牙龋应尽早治疗以保持乳牙列完整。

(2)及时拔除滞留的乳牙,以免影响恒牙的正常萌出。

(3)乳牙根方有恒牙胚,治疗时避免伤及。

(4)由于乳牙髓腔大,髓角高,制备洞形时,应防止穿髓。

第二节　牙列、𬌗与颌位

一、牙列

牙按照一定的顺序、方向和位置呈弓形排列在牙槽骨中,形成牙弓或称牙列,上颌者称为上牙弓(列),下颌者称为下牙弓(列)。

(一)牙列的分类

按照牙列在口腔中存在的时期可以分为乳牙列、混合牙列和恒牙列3类。

1. 乳牙列　全部由乳牙组成的牙列。完整的上、下颌乳牙列各含 10 颗牙。乳牙列较短小，其牙列宽度与长度的比例相近，形态更近似半圆形。

2. 混合牙列　处于乳牙列向恒牙列转换的过度，由乳牙和恒牙共同组成，随着乳牙脱落及恒牙萌出，在不同发育阶段牙列的形状不同，所含牙的数量也有差异。

3. 恒牙列　为全部由恒牙组成的牙列。完整的上、下颌恒牙列各含 16 颗牙。

(二)牙列的形状

按照牙列形态特征分型，对恒牙列进行观察分析，则发现牙弓的形状，个体之间并不完全相同，可概括地分为尖圆型、椭圆型和方圆型 3 种基本类型，但通常多为此 3 种基本类型的混合型。

1. 尖圆型　上颌牙列自侧切牙起就开始向后弯曲，牙弓的前牙段向前突出比较明显。

2. 椭圆型　介于方圆型与尖圆型之间，牙弓自上颌侧切牙的远中开始，向后逐渐弯曲，使得前牙段较圆突。

3. 方圆型　上、下牙列中 4 个切牙的切缘唇侧连线略直，牙弓从尖牙的远中才开始弯曲向后。

二、牙尖交错𬌗

(一)牙尖交错𬌗的名称与定义

上、下颌牙发生接触的现象被称为𬌗或咬合，习惯上把这种接触关系称为𬌗关系或咬合关系。在下颌的各种功能运动中，咬合关系随着下颌位置的不同可产生多种接触状态，其中临床上最重要和最常用的咬合接触关系为牙尖交错𬌗。

牙尖交错𬌗(intercuspal occlusion，ICO)是指上、下颌牙尖交错，达到最广泛、最紧密接触时的一种咬合关系，过去该关系被称为正中𬌗(centric occlusion，CO)，但因“正中”一词不如“牙尖交错”那么确切地描述此咬合特征，故现多以牙尖交错𬌗称谓。

正常的牙尖交错𬌗，上、下颌牙最广泛，最紧密的接触，整个牙列及牙周组织受力均匀，便于承受和分散咬合负荷，最大限度发挥咀嚼食物的潜能，因此是一种非常重要的咬合接触关系。

(二) 牙尖交错𬌗的特点及生理意义

1. 上下颌牙齿为尖窝相对的交错咬合关系　在牙尖交错𬌗时，除下颌中切牙与上颌第三磨牙外，都保持着一个牙齿与相对的两个牙齿的𬌗接触关系。

这种𬌗接触的意义在于：①可使𬌗面接触面积最大，有利于咀嚼；②可使𬌗力分散，避免个别牙齿负担过重；③纵有个别牙齿缺失，也不致使对颌的同名牙完全失去咬合与咀嚼功能，因而在短时间内不致发生移位现象。

2. 上下颌牙弓间存在着覆盖与覆𬌗关系　由于上颌牙弓较下颌牙弓为大，因而在牙尖交错𬌗时呈现覆盖与覆𬌗关系。

(1) 覆盖：亦名超𬌗，指上颌牙盖过下颌牙的水平距离。如在前牙，即指上颌切牙切缘到下颌切牙唇面的水平距离。在正常情况下，距离在 3 mm 以内，超过者称为深覆盖。深覆盖的程度取决于距离的大小。超过 3 mm 者为Ⅰ°深覆盖，超过 5 mm 者为Ⅱ°深覆盖，超过 7 mm 者为Ⅲ°深覆盖。有时由于发育异常，下颌切牙切缘突出于上颌切牙的唇侧，或下颌后牙的颊尖突出于上颌后牙的颊侧，则称为反覆盖。

(2) 覆𬌗：指上颌牙盖过下颌牙唇、颊面的垂直距离。如在前牙，盖过的部分不超过前牙唇面切 1/3 者，称为正常覆𬌗。超过者，称为深覆𬌗。深覆𬌗的程度取决于下颌前牙切缘咬在上颌前牙舌面的部位而定，咬在切 1/3 以内者，称为正常覆𬌗；咬在中 1/3 以内者，称为Ⅰ°深覆𬌗；咬在颈 1/3 者，称为Ⅱ°深覆𬌗；超过颈 1/3 者，称为Ⅲ°深覆𬌗。若下颌牙反盖着上颌牙，称为反𬌗。若上下牙齿彼此以切缘相对，或以颊尖相对，则称为对刃𬌗。上、下牙列部分前牙甚至前磨牙均不接触者称开𬌗。

(3) 覆盖、覆𬌗的生理意义：①因上牙弓大于下牙弓，便于下颌进行咀嚼运动时，保持接触关系，从而有利于提高咀嚼技能；②因上牙弓的切缘与颊尖覆盖着下牙弓的切缘与颊尖，使唇、颊侧软组织得到保护，而不致咬伤。同时在牙弓的舌侧，由于下颌牙的舌尖反覆盖着上颌牙的舌尖，这样又可保护舌的边缘不被咬伤。

3. 牙尖交错𬌗的标志　常利用上下颌第一磨牙的𬌗关系作为判定牙尖交错𬌗的指标。若上下牙弓的𬌗关系正常，则在牙尖交错𬌗时，上颌第一磨牙的近中颊尖正对着下颌第一磨牙的颊沟，上颌第一磨牙的近中舌尖对在下颌第一磨牙的中央窝内,通常称为中性殆,若上颌第一磨牙的近中颊尖咬合在下颌第一磨牙的颊沟的近中,则称为远中错殆,或安氏Ⅱ类错殆;反之,若上颌第一磨牙的近中颊尖咬合在下颌第一磨牙颊沟的远中,则称为近中错殆,或安氏Ⅲ类错殆。

三、颌位

颌位是指下颌骨相对于上颌骨或者颅骨的位置关系。由于下颌骨是一个游离骨体,仅借颞下颌关节与颅骨相连,下颌位置的维系受颞下颌关节、咬合接触、颌骨肌及中枢神经系统等多个因素的调节和制约。下颌相对于上颌的位置可以有很多,但一般认为最基本、具有可重复性、稳定性较好的下颌位置有3个,即牙尖交错位、后退接触位和下颌姿势位。

(一)牙尖交错位

牙尖交错位(intercuspal position,ICP)是指上下颌牙牙尖交错,达到最广泛、最紧密接触时下颌所处的位置,即牙尖交错殆下颌骨相对于上颌骨或者颅骨的位置关系。该位置因牙尖交错殆而存在,又称为牙位。

牙尖交错位由上下颌牙的殆面尖窝解剖关系所决定,是可重复的下颌位置,临床上常作为检查、诊断和治疗的基准位。

(二)后退接触位

从牙尖交错位开始,下颌还可再向后下移动少许(约1 mm),后牙牙尖斜面保持部分接触而前牙不接触,同时髁突也受颞下颌韧带水平纤维的限制,不能再向后退,此时,下颌可以作单纯的铰链开口运动,具有可重复性。下颌的这个位置称之为后退接触位(retruded contact position,RCP),是下颌的生理性最后位。

(三)下颌姿势位

当人直立或端坐,两眼平视前方,不咀嚼、不吞咽、不说话时,提颌肌群轻微收缩以对抗下颌骨所承受的重力,上下颌牙之间有一前大后小的楔形间隙,2~4 mm,称为息止殆间隙,此时下颌所处的位置称为下颌姿势位(mandibular postural position,MPP)。

下颌姿势位时上、下颌牙不接触,不产生非咀嚼性磨损,牙周与颞下颌关节组织不受力,口颌肌比较放松,这是维持口颌系统健康所必需的。

第三节　颌面部解剖与生理

颌面部是面部的一部分，而面部是指发际以下、颌骨下缘以上及两侧下颌支后缘之前的区域。通常以经过眉间点及鼻下点的两水平线为界，将面部分为上 1/3、中 1/3 和下 1/3 三等分，颌面部由面部的中 1/3 和下 1/3 两部组成。

一、颌面部分区及表面标志

（一）颌面部分区

根据面部形态及解剖特点，可将其分为以下各区：眶区、鼻区、唇区、颊区、眶下区、颧区、颏区、腮腺咬肌区、面侧深区、额面区和颞面区。

1. 眶区　四周以眶缘为界。

2. 鼻区　上界鼻根点，下界鼻底，两侧界为内眦与鼻翼点的连线。

3. 唇区　上界鼻底，两侧界为唇面沟，下以颏唇沟与颏区分界。

4. 颊区　前界唇区和颏区，后界为咬肌前缘，上邻眶下区和颧区，下界为下颌下缘。

5. 眶下区　上界为眶下缘，内邻鼻区，外侧界为上颌骨颧突根部的垂线，下界为唇面沟中点至上颌骨颧突根下缘的连线。

6. 颧区　上界为颧弓上缘，下界为颧骨下缘，前界为上颌骨颧突根部，后界为颧弓后端。

7. 颏区　上界为颏唇沟，两侧界为口角的垂线，下以下颌下缘为界。

8. 腮腺咬肌区　上界为颧弓及外耳道下缘，前界为咬肌前缘，后界为胸锁乳突肌、乳突、二腹肌后腹的前缘，下以下颌下缘为界。

9. 面侧深区　位于颧弓和下颌支的深面，前界为上颌骨的后面，后界为腮腺深叶，内为翼外板，外以下颌支为界。该区也是颞下间隙及翼颌间隙的范围。

10. 额面区　上界为发际，下界为眶上缘，两侧为上颞线。

11. 颞面区　后界为发际，下界为颧弓上缘，前上界为上颞线。

(二)颌面部表面标志

面部具有许多临床常用的表面解剖标志。

1. 睑裂　为上睑和下睑之间的裂隙,正常睑裂的宽度和高度分别为 3.5 cm 和 1.0～1.2 cm。而睑裂的宽度常作为面部垂直比例的参考长度。

2. 睑内侧联合和睑外侧联合为上、下睑在内侧和外侧的结合处。

3. 内眦和外眦　分别为睑内侧联合和睑外侧联合处所成的角点;面部垂直比例作垂线时经过此点。外眦较内眦高 3～4 mm。

4. 鼻根、鼻尖和鼻背　外鼻上端连于额部者称为鼻根;前下端隆起处称鼻尖,鼻根与鼻尖之间称为鼻背。

5. 鼻底和鼻孔　锥形外鼻之底称鼻底。鼻底上有左、右卵圆形孔,称为鼻孔,又称鼻前孔。

6. 鼻小柱和鼻翼　两侧鼻孔之间的隆嵴称鼻小柱;鼻孔外侧的隆起称鼻翼。

7. 鼻面沟　为鼻外侧之长形凹陷。沿鼻面沟做手术切口,愈合后瘢痕不明显。

8. 唇面沟　为上唇与颊部之斜行凹陷。沿唇面沟做手术切口,愈合后瘢痕不明显。在矫治修复时,唇面沟常用以作为判断面容恢复情况的指征。

9. 鼻唇沟　鼻面沟与唇面沟合称为鼻唇沟。

10. 口裂　为上唇与下唇之间的横形裂隙。

11. 口角　口裂两端为口角,其正常位置约相当于尖牙与第一前磨牙之间,施行口角开大或缩小术时,应注意此关系。

12. 唇红　为上、下唇皮肤与黏膜的移行区。

13. 唇红缘　为唇红与皮肤之交界处。

14. 人中　上唇皮肤表面正中,由鼻小柱向下至唇红缘的纵行浅沟称为人中。

15. 人中嵴　人中的两侧各有一条与其并行的皮肤嵴,自鼻孔底内下方伸延至唇峰称为人中嵴。

16. 颏唇沟　为下唇与颏部之间的横形凹陷。

17. 耳屏　为外耳道前方之结节状突起,临床常在其前方、颧弓根部之下,检查下颌骨髁突的活动情况。在耳屏前方约 1 cm 可触及颞浅动脉的搏动。

二、颌面部骨

颌面部骨由14块形态各异的骨块组成,构成颅面框架,支持和保护眼眶、鼻腔、口腔等相关结构,其中除了下颌骨和犁骨为单一骨之外,上颌骨、鼻骨、泪骨、颧骨、腭骨及下鼻甲均为左右成对,呈对称性排列。

(一)上颌骨

上颌骨是颜面部最大的骨,左右对称。该骨是除下颌骨外最大的口腔颌面部骨,形成整个上颌部、眼眶底部、口腔顶的大部分、鼻腔外侧壁和底部、部分颞下窝和翼腭窝、翼上颌裂及眶下裂,与颧骨、额骨、蝶骨、鼻骨、犁骨、泪骨、腭骨等邻接。上颌骨形状不规则,可分为一体和四突。

1.上颌体　上颌体略呈锥体形,分为前、后、上、内4个面,上颌体内的空腔为上颌窦。

(1)前面:又称脸面。上界为眶下缘,下界移行于牙槽突,内界为鼻切迹,向下止于尖端的突起,与对侧尖端突起共同形成前鼻棘,后界为颧突及颧牙槽嵴。在眶下缘中点下方约0.5 cm处有椭圆形的眶下孔,孔内有眶下神经、血管通过。眶下孔向后上外方通入眶下管,眶下孔是眶下神经阻滞麻醉的有效注射部位。在眶下孔下方的骨面上有一较深的窝,称为尖牙窝,提口角肌起始于此处。尖牙窝一般位于前磨牙根尖的上方,与上颌窦仅有薄骨板相隔,故行上颌窦手术时常由此处进入窦腔。

(2)后面:又称颞下面,朝向后外,参与颞下窝及翼腭窝前壁的构成。上颌体后面与前面在外侧的移行处有颧牙槽嵴,在面部或口腔前庭可触及,是行上牙槽后神经阻滞麻醉的重要标志。后面的下部有比较粗糙的圆形隆起,称为上颌结节,为翼内肌浅头的起点。后面的中部,即上颌结节上方有数个小骨孔,称为牙槽孔。牙槽孔为牙槽管的开口,向下导入上颌窦后壁,有上牙槽后神经、血管通过。在行上牙槽后神经阻滞麻醉时,麻醉药物应注入牙槽孔周围。

(3)上面:又称眶面,呈三角形,构成眶下壁的大部。前缘是眶缘的一部分,后缘形成眶下裂前缘的大部分。中部有眶下沟,向前、内、下通眶下管,该管以眶下孔开口于上颌体的前面。眶下管的前段发出一牙槽管,有上牙槽前神经、血管向下经上颌窦的前壁穿行。眶下管的后段亦发出一牙槽管,有上牙槽中神经经上颌窦的前外侧壁穿行。眶下管长约1.5 cm,在行眶下管麻醉时进针不可过深,以免针尖穿入眶下沟而损伤眼球。

(4)内面:又称鼻面,构成鼻腔外侧壁。内面后上方有三角形的上颌窦裂孔通向鼻腔。上颌窦裂孔后方有向前下方的沟与蝶骨翼突和腭骨垂直部相接,共同构成翼腭管。翼腭管长约 3.1 cm,管内有腭降动脉及腭神经通过。临床上通过翼腭管,可施行上颌神经阻滞麻醉。上颌窦裂孔之前有一深沟向上与泪沟延续,参与构成鼻泪管的骨性部分。

2. 四突　上颌骨的四突分别为额突、颧突、腭突和牙槽突。

(1)额突:位于上颌体的内上方,其上、前、后缘分别依次与额骨、鼻骨和泪骨相接。其外侧面构成眶内缘及鼻背的一部分,内侧面形成鼻腔侧壁的上份。额突参与泪沟的构成。在上颌骨骨折累及鼻腔和眶底时,复位操作应注意保证鼻泪管的通畅。

(2)颧突:由上颌体的前面、后面、上面汇集而形成的一锥状突起,向外上与颧骨相接,向下至第一磨牙处形成颧牙槽嵴。

(3)腭突:为水平骨板,在上颌体与牙槽突的移行处伸向内侧,与对侧上颌骨腭突在中线相接,形成腭中缝,参与构成鼻腔底部和口腔顶部的大部。腭突的下面略凹陷形成腭穹窿,参与构成硬腭的前 3/4。该面有不少小孔,有小血管通过。腭突下面在上颌中切牙的腭侧、腭中缝与两侧尖牙连线的交点上有切牙孔或称腭前孔,向上后通入切牙管,管内有鼻腭神经、血管通过。在麻醉鼻腭神经时,麻醉药物可注入切牙孔或切牙管内。腭突下面后外侧近牙槽突处,有纵行的沟或管,腭大血管及腭前神经在沟内穿行。腭突后缘呈锯齿状与腭骨水平部相接。

(4)牙槽突:又称牙槽骨,呈弓形,为上颌骨包绕牙根周围的突起部分。两侧牙槽突在中线相接,形成牙槽骨弓。牙槽突有内、外骨板,均为骨密质。内、外骨板间夹以骨松质。牙槽突唇颊侧骨板较薄,并有许多小孔通向骨松质。故临床行上颌牙、牙龈、牙槽骨治疗或手术时,可采用局部浸润麻醉。

上颌牙槽突与腭骨水平部共同构成腭大孔,有腭前神经通过。该孔一般位于上颌第三磨牙腭侧牙槽嵴顶至腭中缝连线的中点。

3. 结构特点

(1)牙槽突结构特点:牙槽突为骨骼系统中变化最为显著的部分,其变化与牙的发育、萌出、咀嚼功能、牙的移动以及恒牙的脱落等均有密切的关系。牙槽突的变化反映了骨组织的改建过程,是破骨与成骨两者相互平衡的生理过程。口腔牙列正畸正是根据牙槽突的这一生物学特性,对错位牙施以适当的力,促使其向正常位置移动,从而达到牙列整齐并建立正常咬合关系的目的。牙槽突上有一些解剖结构与临床关系密切,如容纳牙根的牙槽窝、牙槽嵴(牙槽窝的游离缘)、牙槽间隔(两牙之间的牙槽突)和牙根间隔等。

(2)上颌窦:位于上颌体中央,是鼻旁窦中最大的一对窦腔。上颌窦呈锥体形,基底由鼻腔外侧壁构成,尖延伸至上颌骨的颧突,其上壁为眶底,下壁为上颌骨的牙槽突,日常较鼻腔底低 1.5 cm,上颌窦的底壁由前向后盖过上颌第二前磨牙到上颌第三磨牙的根尖,与上述牙根尖之间以较薄的骨板相隔,甚至无骨板而仅覆以黏膜。上述牙的牙源性感染可累及上颌窦,引起上颌窦炎症。在行上颌窦手术时,应避免伤及牙根尖。

(3)支柱及支架结构:上颌骨与咀嚼功能关系密切,在承受咀嚼压力明显的部位,骨质比较厚,以利于将咀嚼压力传导至颅底,由此形成 3 对支柱,均下起上颌骨牙槽突,上达颅底。①尖牙支柱,又称鼻额支柱,主要承受尖牙区的咀嚼压力,起于上颌尖牙区的牙槽突,上行沿梨状孔外缘及眶内缘经额突至额骨。②颧突支柱主要承受第一磨牙区的咀嚼压力,起于上颌第一磨牙区的牙槽突,沿颧牙槽嵴上行达颧骨后分为两支,一支沿颧骨额突经眶外缘,在眶上缘外侧端至额骨,另一支向外后经颧弓至颅底。③翼突支柱又称翼上颌支柱,主要承受磨牙区的咀嚼压力,由蝶骨翼突与上颌骨牙槽突的后端连接而构成。

在上述支柱间有横行的连接支架,诸如眶上弓、眶下弓、鼻骨弓等。这些结构使上颌骨及其邻骨能够承受相当大的咀嚼压力,并可将外力沿各骨接缝处和腔窦骨壁弥散消失。但在受到暴力的情况下,常可造成上颌骨及其邻骨的同时破损,甚至波及颅脑。上颌骨骨折时,骨折线亦与上述结构特点有关。附着于上颌骨的主要为表情肌,肌束薄弱,因而骨折移位与肌纤维的收缩牵拉无明显关系。

(二)下颌骨

下颌骨由下颌体和下颌支组成,左右对称,是颌面部唯一能活动的骨。

1. 下颌体　为下颌骨的水平部分,呈弓形,分内外两面和牙槽突、下颌骨下缘。

(1)外面:中线处可见正中联合,正中联合两侧近下缘处,左右各有一突起称颏结节,从颏结节向后上与下颌支前缘相连接的骨嵴称外斜线,有降下唇肌和降口角肌附着,外斜线下方有颈阔肌附着。成人下颌前磨牙的下方,下颌骨上下缘之间有颏孔,颏神经和血管由此通过。颏孔的位置随年龄变化,成人颏孔朝向后、上、外方,颏神经麻醉时应注意此方向。

(2)内面:近中线的下方有一对小突起,称上、下颏棘,上颏棘为颏舌肌的附着点,下颏棘为颏舌骨肌的附着点。下颌骨正中粉碎性骨折时,颏舌肌断裂造成舌后坠,可引起窒息,急救时请注意保持呼吸道通畅。从下颏棘下方斜向后上与外斜线相应的骨嵴称内斜线,有下颌舌骨肌附着。额棘两侧有舌下腺窝,与舌下腺相邻。中线两侧近下颌骨下缘处左右各有一卵圆形浅窝,称二腹肌窝,为二腹肌前腹的起点,二腹肌窝的后上方有下颌下腺窝,与下颌下腺相邻。

(3)牙槽突:与上颌牙槽突相似,但牙槽窝比上颌小。下颌牙槽骨的内外板均由较厚的骨密板组成,切牙区除外。因此在拔除下颌牙和牙槽骨手术时,除切牙区可采用浸润麻醉外,其余均需要阻滞麻醉。

(4)下颌骨下缘:外形圆钝,为下颌骨骨质最致密处,常作为颈部的上界和下颌下区切口的相关标志。

2. 下颌支　又称下颌升支,左右各一,为几乎垂直的长方形骨板,有内、外两面,上、下、前、后四缘,喙突、髁突两突。

(1)内面:其中央略偏后上方处有下颌孔,呈漏斗状,开口朝向后上方。孔的前方有下颌小舌,为蝶下颌韧带附着处。孔的后上方有下颌神经沟,下牙槽神经、血管通过此沟进入下颌孔。下颌神经沟的位置相当于下颌磨牙𬌗面上方约 1 cm 处。行下牙槽神经阻滞麻醉经口内注射时,为了使针尖避开下颌小舌的阻挡,接近下牙槽神经,注射器针尖应到达下颌孔上方约 1 cm 处。在下颌孔的前上方,有下颌隆突,下颌隆突是由喙突往后下方和髁突往前下方两者汇合而成的骨嵴。此处由前向后分别有颊神经、舌神经和下牙槽神经越过。下颌孔的下方有一向前下的沟,称为下颌舌骨沟,沿内斜线的下方向前延伸,沟内有下颌舌骨神经、血管经过。下颌孔向前下方通入下颌管。下颌小舌的后下方骨面比较粗糙,称为翼肌粗隆,为翼内肌的附着处。

(2)外面:外面的下方骨面比较粗糙,称为咬肌粗隆,为咬肌的附着处。外面的上中部骨面略有突起或明显突起,称为下颌支外侧隆突。该突的位置大约相当于内侧的下颌孔前后与下颌孔上缘上方附近。在行下颌支手术时(如正颌手术),可以下颌支外侧隆突为标志,保护下颌支内侧的下牙槽神经、血管。下颌角处有茎突下颌韧带附着。

(3)4 个边缘:上缘薄,为下颌切迹或称下颌乙状切迹;下缘与下颌体下缘连接,与后缘相遇成下颌角;后缘厚而圆,自髁突延伸到下颌角,上部轻度向后凸而下部凹,与腮腺相接触;前缘上部薄,与喙突连续,下部厚,与内外斜线连接。

(4)喙突:又称肌突或冠状突,呈扁三角形,内外分别有颞肌和咬肌附着。颧骨骨折时可压迫喙突,影响下颌运动。

(5)髁突:又称髁状突或关节突。髁突上端有关节面,与颞下颌关节盘相邻。关节面上有一横嵴,将关节面分为前斜面和后斜面。髁突下部缩小,称为髁突颈部,其前上方有小凹陷,称为关节翼肌窝,为翼外肌下头附着处。髁突与喙突之间有下颌切迹,有咬肌血管、神经通过。

3. 下颌骨内部主要结构特点

(1)下颌管:位于下颌骨骨松质间的骨密质管道。在下颌支内,该管行向前下,至下颌体内则几乎水平向前,在经过下颌诸牙槽窝下方时,发出小管到各个牙槽窝,下牙槽神经分支及血管穿行其内。最后向前经颏管与颏孔相接,通过颏神经、血管。下颌管与下颌磨牙根尖比较接近,特别是下颌第三磨牙根尖,在拔牙或摘除断根时应注意避免损伤下颌管内的下牙槽神经。

(2)牙力轨道与肌力轨道:下颌骨表层为骨密质,内部为骨松质,骨松质在一定部位按一定的规律排列。如在下颌骨牙槽窝底部周围,骨松质包绕该处并斜向后上,通过下颌支到达髁突,形成牙力轨道,咀嚼力即通过这一轨道传至颅底。咀嚼肌收缩产生的力,直接作用于下颌骨,逐渐形成肌力轨道,此轨道一部分见于下颌角区,另一部分从喙突延至下颌体。在下颌体前部,两侧骨小梁彼此交错几乎呈直角,从一侧的下颌下缘至对侧的牙槽突,以增加抗力。

4. 下颌骨的薄弱部位　下颌骨是颌面诸骨中体积最大、面积最广、位置最突出者,在结构上存在易于发生骨折的薄弱部位。

(1)正中联合:是胚胎发育时两侧下颌突的连接处,位置最为突出。

(2)颏孔区:此处有颏孔,又有下颌前磨牙的牙槽窝。

(3)下颌角:骨质较薄,且有下颌第三磨牙牙槽窝位于其间,如下颌第三磨牙阻生,则骨质更薄。

(4)髁突颈部:比较细小,其上下均较为粗大。

上述部位的解剖特点,并非下颌骨骨折的必然因素,骨折发生的部位还要取决于所受外力的方向、程度、性质等综合因素。下颌骨上有咀嚼肌附着,由于咀嚼肌的牵拉方向不同,常使骨折块发生移位,产生咬合错乱,有的还可能使舌后坠,引起呼吸困难甚至窒息。

(三)颞骨

颞骨左右成对,介于蝶骨、顶骨与枕骨之间,分为颞鳞、乳突、岩部和鼓板4部分,参与构成颅底及颅腔的侧壁。

1. 颞鳞　构成颞骨前上方,薄似鳞片状骨板,分为内、外两面。

(1)外面:又称颞面,平滑、稍凸,为构成颞窝的主要部分。自颞鳞下部以前根、后根向前方突出形成颧突,与颧骨的颞突相接构成颧弓。颧弓上缘较薄,附以颞深筋膜;下缘呈短弓状,为咬肌起始处。颧突前根起始处形成一短半圆柱状的关节结节,关节结节后方、鼓部前方有关节窝,为颞下颌关节的组成部分。关节窝的前界为关节结节,关节结节从侧面观为一突起,底面观则呈自后内方略向前外片的横嵴,中间部稍有凹陷。关节结节的后面向前下方倾斜,为关节结节后斜面,是颞下颌关节的功能面。关节窝的后界为鼓鳞裂和岩鳞裂。关节窝顶部与颅中窝之间仅有一薄骨板相隔,临床在行颞下颌关节手术时应注意此关系,以免造成关节窝顶部骨折。

(2)内面:又称大脑面,邻接大脑颞叶,有脑膜中动脉沟。内面的下界为岩鳞裂,与颞骨岩部分开。

2. 乳突　为颞骨的后份,有一尖朝下的乳突,为胸锁乳突肌的附着处。乳突内侧的深沟为乳突切迹,有二腹肌后腹附着。

3. 岩部　呈锥体形,又称颞骨锥体。岩部的大脑面有三叉神经压迹,其上有三叉神经节;小脑面有内耳门;岩部下面有颈动脉管外口;岩尖有颈动脉管内口。岩部内有面神经管,起自内耳道底上部的面神经管口,初呈水平位行向前外,再以直角转向后外,而后垂直下行,止于茎乳孔,管内有面神经通过。

4. 鼓板　为一片弯曲骨板,构成外耳道的前壁、底和下后壁及外耳门大部分边缘。鼓板后方与乳突之间的骨缝称为鼓乳裂;鼓板前方与颞鳞之间的骨缝称为鼓鳞裂,其内侧固有岩部嵌入将鼓鳞裂分为前部的岩鳞裂和后部的岩鼓裂。鼓板后内侧有细长的茎突伸向前下方。茎突为茎突咽肌、茎突舌骨肌、茎突舌肌、茎突下颌韧带和茎突舌骨韧带的起始处。茎突与乳突之间有茎乳孔,为面神经管的下口,面神经由此出颅。

三、颞下颌关节

颞下颌关节又称下颌关节,左右对称,由下颌骨髁突、颞骨关节面,居于两者之间的关节盘、关节周围的关节囊和关节韧带所组成。为既灵活又稳定的双侧联动关节,支持咀嚼、吞咽、言语及部分表情等下颌功能活动。

(一)颞下颌关节的组成

1. 颞骨关节面　包括颞下颌关节窝和其前部的关节结节。

(1)颞下颌关节窝:位于颞骨鳞部下表面,大致呈三角形,其底在前,为关节结节嵴。关节窝后方经鼓鳞裂与中耳相邻,因而中耳的炎症可扩散至颞下颌关节(如幼儿时期的化脓性中耳炎造成颞下颌关节强直)。反之,该关节的炎症亦可波及中耳。关节窝顶与颅中窝相邻,其间仅有薄层骨板相隔,中央最薄处可仅厚约 1.2 mm,因而颞下颌关节的化脓性病变可侵入颅内,引起脑膜炎或脑脓肿。关节窝顶部的外伤或手术创伤也可造成颅脑损伤。

(2)关节结节:为颞骨颧突根部的前脚,侧面观略呈圆丘形,由一骨嵴将其分为前、后两斜面。前斜面斜度较小,后斜面构成关节窝的前壁,向前下倾斜,与𬌗平面的夹角称为结节后斜面斜度。关节结节后斜面及关节结节顶附近关节软骨较厚,为颞下颌关节的主要功能区。

2. 髁突　又称髁状突,呈椭圆形,前后径较短,内外径较长。髁突内、外两侧有突起的内极和外极,内极较外极略突,开口运动时,在耳屏前可触及髁突外极。髁突顶有一内外向走行的骨性隆起,称为横嵴,将髁突关节面分为前斜面和后斜面。髁突前斜面呈窄长形,为主要的负重部位,与关节结节后斜面构成一对负重区,其表面覆盖的纤维软骨较厚。髁突后斜面成圆三角形。髁突向下至颈部内外径迅速缩窄,髁颈显得较细,为下颌骨骨折的好发部位。髁颈的前内区域骨表面粗糙,为翼外肌的附着处,其外形略凹陷,称为翼肌窝。

3. 关节盘　关节盘位于关节窝与髁突之间,具有吸收震荡、缓解关节内压的作用。关节盘呈长圆形的双凹结构,断面呈“S”形,因而可同时契合上部的关节结节及下部的髁突外形。关节盘从前向后可分为前带、中间带、后带三带,其厚度依次约为 2 mm、1 mm 和 3 mm,主要成分为胶原纤维,其中前带和后带的胶原纤维呈多向排列,而中带的胶原纤维以前后向走行为主,没有血管神经分布，正常情况下与髁突前斜面、关节结节后斜面相对，为关节盘主要的功能负重区。关节盘后方颞后附着、下颌后附着及二者之间神经、血管等疏松组织结构在内的区域称为双板区，是关节营养、润滑的重要结构基础。中间带和双板区是关节盘穿孔和破裂的好发部位，也是临床上关节疼痛的主要部位。

4. 关节囊　关节囊为包绕在关节周围韧性强、松而薄的纤维囊。关节盘四周与关节囊及周围骨组织紧密相连，将关节间隙分为互不相通的上下腔。关节上腔由关节盘上表面、颞骨关节面及关节囊构成，相对宽大，以滑动运动为主，又称为盘颞关节或滑动关节。关节下腔中关节盘下表面、髁突关节面及关节囊构成，相对窄小，主要做前后向的转动运动，故也称为盘-髁关节或铰链关节。

5. 颞下颌关节囊外韧带　主要的囊外韧带每侧各有3条，其功能为悬吊下颌，并限制下颌在正常范围内运动，关节韧带或关节囊松弛可造成颞下颌关节脱位。

(1)颞下颌韧带：位于关节囊的外侧，故又称外侧韧带，起于颞骨关节结节的外侧面，分为浅、深两层，浅层斜向后下，附着于髁突颈的外侧面系关节囊外侧增厚的部分；深层水平向后，附着于髁突外极和关节盘的后部。可防止髁突向外侧脱位，并与下颌后退运动关系密切。

(2)蝶下颌韧带：位于下颌升支的内侧，又称为内侧韧带，起于蝶骨角棘，止于下颌升支的下颌小舌和下颌孔下缘。该韧带实际为一薄层结缔组织，对进入下颌孔的血管、神经起一定的保护作用。在迅速大张口时，具有悬吊下颌、防止张口过大的作用。

(3)茎突下颌韧带：位于下颌升支后方，又称后韧带，起于茎突，向前下止于下颌角和下颌支后缘。张口时该韧带松弛，前伸时被牵拉，所以可限制下颌过度前伸。

(二)颞下颌关节的运动

颞下颌关节可以在矢状方向和冠状方向运动，这与双侧颞下颌关节联动及双侧髁突长轴呈一定夹角有密切关系，双侧髁突虽然不能独立运动，但是可以做不对称运动。运动形式可以是单纯转动运动、单纯滑动运动或者滑动兼转动。

1. 单纯转动运动　通常出现在双侧关节的对称性运动中，即后退接触位开始的小开口运动(张口度18～25 mm)和最大开口运动。这两种运动主要发生在关节下腔,髁突在关节盘下做前后方向的单纯转动运动,无滑动运动发生。

2.单纯滑动运动　通常出现任双侧关节的对称性运动中,主要发生在关节上腔,盘-髁复合体在颞骨关节面下方向前、下运动。前伸运动时,双侧颞下颌关节即进行单纯滑动运动。

3.滑动兼转动运动　可以出现在对称性运动中,也可以出现在非对称性运动中。通常认为从牙尖交错位开始的开口运动,即为滑动兼转动运动,其髁突在关节盘下转动的同时,盘-髁复合体也在颞骨关节面下做滑动运动,尤其是在小开口至大开口的运动过程中。

四、口腔颌面部肌

(一)表情肌

表情肌多位于面部浅筋膜内,起自骨面或筋膜,止于皮下,收缩时使面部皮肤形成不同的皱纹和凹陷。表情肌按其部位可分为口、鼻、眶、耳、颅顶肌5组肌群,主要有笑肌、颧大肌、颧小肌、提上唇肌、提口角肌、降口角肌、降下唇肌、颊肌、鼻肌、皱眉肌、眼轮匝肌、额肌等。表情肌多薄而短小,收缩力弱,肌纤维排列成环形或放射状,多围绕面部孔裂,如眼、鼻和口腔。协同运动时可表达喜、怒、哀、乐等表情,同时也部分参与咀嚼、吮吸、吞咽、呕吐、呼吸和言语等活动。由于表情肌与皮肤紧密相连,当手术或外伤切开皮肤和表情肌后,创口常裂开较大,应顺着肌纤维的走向逐渐缝合,以免形成内陷瘢痕。面部表情肌的运动由面神经支配,如面神经受损伤,可引起其支配区域表情肌瘫痪。

(二)咀嚼肌

咀嚼肌是司下颌运动的主要肌肉,狭义的咀嚼肌包括颞肌、咬肌、翼内肌和翼外肌。

1.颞肌　起自颞窝骨面和颞深筋膜的深面,经颧弓深面止于喙突及下颌支前缘。颞肌呈扇形,肌纤维分前、中、后三部分,其功能为闭口、提下颌向前上,也参与下颌的侧方运动。颞肌后束纤维收缩有后退下颌的作用。

2.咬肌　又称嚼肌。起自上颌骨颧突、颧弓深而及下缘,止于下颌角和下颌升支外面，为长方形厚肌，分浅、中、深3层，其功能为提下颌向前上，也参与下颌的侧方运动。

3. 翼内肌　为四方形厚肌，有深、浅两头，分别起于蝶骨翼突外板内面和上颌结节，二头夹翼外肌下头行向下后外，止于下颌角的内侧面的翼肌粗隆。其功能为提下颌，并协助翼外肌使下颌前伸和侧方运动。

4. 翼外肌　分上、下两头，上头较小，起于蝶骨大翼之颞下嵴及颞下面，止于下颌关节囊和关节盘前缘；下头较大，起自翼外板的外面，止于髁颈前方和关节翼肌窝。翼外肌上头和下头的自主功能尚有争议。二者共同的作用是牵引髁突和关节盘向前下运动，并在开闭口运动中，稳定和协调颞下颌关节的盘-髁突复合体。

五、唾液腺

唾液腺又称涎腺。口腔颌面部有3对大唾液腺和众多分布于唇、颊、舌、腭等处黏膜下的小唾液腺。各有导管开口于口腔。唾液腺分泌的无色而黏稠的液体进入口腔内则称为唾液，它有润湿口腔、消化食物、杀菌、调和食物、便于吞咽，以及调节机体水分平衡等作用。

（一）腮腺

腮腺由腮腺鞘包裹，位于颜面两侧皮下，颧弓下方，外耳道前下方，下颌支后外方，大部分腺体位于下颌后窝内。腮腺呈底向外侧，尖向内侧的不规则锥体形，有血管及面神经等重要结构穿行其中。腮腺分泌的浆液由腮腺管经上颌第二磨牙牙冠颊面相对应的腮腺管乳头排入口腔。腮腺管的体表投影为耳垂下缘至鼻翼下缘与口角间中点连线的中1/3段。临床检查挤压腮腺时，能够见到清亮的液体从腮腺管开口处流出。

（二）下颌下腺

下颌下腺为第二大唾液腺，由浅深两部组成，被下颌下腺鞘包绕，位于两侧下颌下三角内，属于分泌浆液为主的混合性腺体。下颌下腺管较长而弯曲，约5 cm，起自下颌下腺浅部的深面，途中有舌下腺管汇入，最后开口于舌系带两侧的舌下肉阜。唾液在管内运行较慢，导管开口较大、位置低，口腔内的牙垢和异物容易进入管内成为钙盐沉积的核心，进而产生结石。

（三）舌下腺

舌下腺较小，位于口底黏膜的深面，下颌舌骨肌上方的舌下区。分泌液主要为黏液，含有少量浆液。其导管小而多，有的直接开口于口底，有的与下颌下腺导管相通，容易因炎症、结石、损伤等引起涎腺导管阻塞，形成舌下腺囊肿。

六、口腔颌面部血管

（一）动脉

颌面部血液供应丰富，主要来自颈外动脉的分支，有舌动脉、面动脉、上颌动脉和颞浅动脉等。各分支间和两侧动脉间，均通过末梢血管网而彼此吻合，故颌面部手术或外伤后可引起大量出血，由于血运充足，颌面部具有很强的抗感染能力和伤口愈合能力。

1. 舌动脉　在舌骨大角处起自颈外动脉的前壁。它先向上行，然后呈弓状向下，至舌骨上方，在舌骨舌肌后缘深处入舌，分布于舌和口底。舌动脉起点处是颈外动脉结扎术的重要标志。

2. 面动脉　或称颌外动脉，是颌面部软组织的主要动脉。在舌动脉的稍上方起自颈外动脉前壁，向内上方行，经下颌下腺在咬肌附着处前缘，绕下颌骨下缘到达面部，分布于唇、颊、颏和内眦部。在跨越下颌骨下缘处位置表浅，当颜面部中下区域损伤出血较多时，可在此压迫血管止血，临床上也可在此行动脉插管，对颌面部肿瘤进行化疗。

3. 上颌动脉　或称颌内动脉，位于面侧深处，它在下颌骨髁突颈部内后方起于颈外动脉，前行经髁突颈部的深面到达颞下窝，分布于上下颌骨、上下牙齿、腭、鼻旁窦和咀嚼肌等。

4. 颞浅动脉　是颈外动脉的终末支。在下颌骨髁突颈部，起自颈外动脉，经腮腺行于颞下颌关节的后方和外耳道前方，分布于额、颞部皮肤。颞浅动脉在颧弓根部上方，解剖位置恒定且表浅，皮下可扪到动脉搏动，用来测脉搏和压迫止血，也可在此行动脉插管，对颌面部肿瘤进行化疗及造影术。

（二）静脉

口腔颌面部的静脉分为浅静脉和深静脉两类。浅静脉有面静脉和颞浅静脉；深静脉有翼静脉丛、上颌静脉、下颌后静脉和面总静脉。翼静脉丛可通过卵圆孔和破裂孔与颅内海绵窦相通，面部静脉的特点是静脉瓣较少，当肌肉收缩或挤压时，易使血液反流。故颌面部的感染，特别是由鼻根至两侧口角三角区的感染，若处理不当，易逆行传入颅内，引起海绵窦血栓性静脉炎等严重并发症。

1. 面静脉　或称面前静脉，起自内眦静脉，经颧大肌，笑肌深面和颊肌、咬肌浅面，进入颌下三角，再经颌下腺，在下颌角的后下方，与面后静脉的前支，汇合成面总静脉，汇入颈内静脉。而静脉可经内眦静脉和翼静脉丛两个途径，通向颅内海绵窦。

2. 颞浅静脉　起始于头皮内静脉网，在颧弓根部浅面穿入腮腺，在下颌髁突颈部后方与上颌静脉汇合成而后静脉。

3. 翼静脉丛　或称翼丛，为深静脉。位于颞下窝内，分布于颞肌和翼内、外肌之间，主要收集口腔颌面部和眼部的静脉血，其后部汇集成颌内静脉。翼丛与颅内、外静脉有广泛的交通，经破裂孔导血管和卵圆孔静脉网与海绵窦相通。在行上颌结节阻滞麻醉时，勿损伤此处静脉，否则形成血肿。

4. 上颌静脉　或称颌内静脉，位于颞下窝内，起始于翼丛后端，在下颌支后缘汇入面后静脉。

5. 下颌后静脉　或称面后静脉，由颞浅静脉和上颌静脉在下颌骨髁突颈部合成，穿腮腺下行至下颌角，分为前后两支，前支与面前静脉汇合成面总静脉，后支与耳后静脉汇合成颈外静脉。

七、口腔颌面颈部淋巴

口腔颌面部的淋巴组织比较丰富，在淋巴管之间分布有淋巴结，它们共同构成口腔颌面部的防御体系。正常情况下，淋巴结硬度与软组织相似，一般不易触及；炎症时所在区域淋巴结肿大胀痛；若肿瘤侵及，淋巴结为无痛性肿胀。

（一）腮腺淋巴结

腮腺淋巴结为面后部较大的淋巴结群，分为腮腺浅淋巴结和腮腺深淋巴结两组。

1. 腮腺浅淋巴结　位于腮腺表面和腮腺咬肌筋膜的浅面，收纳来自颞区、额区、耳郭、外耳道、上下眼睑和鼻根部等区域的淋巴液，注入腮腺深淋巴结和颈深上淋巴结。

2. 腮腺深淋巴结　位于腮腺内，收纳腮腺及其相应皮肤、眼睑外侧、外耳道、咽鼓管等区域淋巴液，以及腮腺浅淋巴结的输出一同注入颈深上淋巴结。

（二）下颌下淋巴结

下颌下淋巴结位于下颌下三角，收集颌下腺、舌下腺、唇、颊、鼻、牙龈等区域淋巴液，注入颈深上淋巴结。

（三）颏下淋巴结

颏下淋巴结位于颏下三角，收集下唇中部、颏部、口底、下切牙及舌尖等区域淋巴液，注入同侧或对侧下颌下淋巴结和颈深上淋巴结。

（四）颈淋巴结

除承接口腔颌面部淋巴输出之外，颈部淋巴结还汇集来自头颅、眼、耳、咽和喉部的淋巴液，经由颈内静脉链注入颈淋巴干和淋巴导管或胸导管，最终汇入颈内静脉或锁骨下静脉。颈部淋巴结包括较大的颈外侧群和较小的颈前群与咽后群。颈外侧群又可分为颈浅淋巴结和颈深淋巴结。

1. 颈浅淋巴结　常为1～2个，有时缺如，有时可多达4个。颈浅淋巴结上方的淋巴结在胸锁乳突肌前缘与腮腺后缘之间，紧邻腮腺淋巴结，故有时与耳下淋巴结难以区分；其下方的淋巴结位于胸锁乳突肌浅面，沿颈外静脉分布。

颈浅淋巴结收纳枕淋巴结的输出管，以及腮腺、耳后等处的淋巴。其输出管越过胸锁乳突肌，终于该肌深面的颈深淋巴结。

2. 颈深淋巴结　为颈部最大的淋巴结群，上到颅底下至颈根部，有15～30个淋巴结，沿颈内静脉、副神经和颈横动、静脉排列呈三角形；按其与这些解剖结构的位置关系，分别被命名为颈深上淋巴结和颈深下淋巴结、副神经淋巴结及锁骨上淋巴结。沿颈内静脉周围分布的颈深上淋巴结和颈深下淋巴结及其淋巴输出管和颈淋巴干共同组成颈内静脉链。

八、口腔颌面部神经

口腔颌面部与口腔临床应用密切相关的神经主要有三叉神经和面神经。

（一）三叉神经

三叉神经为最大的一对脑神经，属混合性神经，由粗大的感觉神经纤维束和细小的运动神经纤维束组成。主要分支有眼神经、上颌神经和下颌神经。

1. 眼神经　是三叉神经中最细的一支，属感觉神经。起自三叉神经节，经眶上裂入眶，分布于泪腺、眼球、眼睑和额部皮肤。

2. 上颌神经　属感觉神经，起自三叉神经节，自圆孔出颅，向前越过翼腭窝达眶下裂，再经眶下沟入眶下管，最后出眶下孔达面部。其主要分支有颧神经、翼腭神经、上牙槽后神经、上牙槽中神经和上牙槽前神经。

(1) 颧神经：经眶下裂入眶，分布于在颧、颞部皮肤。

(2) 翼腭神经：分为鼻、腭两支。鼻支经蝶腭孔入鼻腔，分布于鼻甲和鼻中隔黏膜，经切牙管出切牙孔分布于上前牙腭侧黏骨膜和牙龈。腭神经出腭大孔和腭小孔，分布于上颌第 3 ~ 8 颗牙的腭侧黏骨膜和牙龈，以及软腭和扁桃体。

(3) 上牙槽后神经：上颌神经进入眶下裂之前，在翼腭窝内分出。神经纤维自第二、第三磨牙牙根和第一磨牙腭根、远颊根根尖孔进入牙髓腔，或分布于牙周膜、牙槽骨及上颌窦黏膜。

(4) 上牙槽中神经：经上颌窦前外壁下行，分布于前磨牙和第一磨牙近中颊根、牙周膜、牙槽骨，颊侧牙龈及上颌窦黏膜。

(5) 上牙槽前神经：经上颌窦前壁下行分布于上前牙和其牙周膜、牙槽骨、唇侧牙龈和上颌窦黏膜。

上颌神经于眶下孔处发出睑下支、鼻外侧支、鼻内侧支及上唇支，分布于相应的皮肤和黏膜。

3. 下颌神经　属混合神经，是三叉神经中最大的分支。起自三叉神经节，经卵圆孔出颅，经颞下窝下行分为前后两干。下颌神经前干较细，走行于翼外肌深面，大部分为运动纤维，分别分布于颞肌、咬肌和翼外肌。感觉纤维几乎全部集中于颊神经。下颌神经后干较粗，主要分为 3 条神经，即耳颞神经、舌神经和下牙槽神经，前二者为感觉神经，下牙槽神经为混合性神经。

(1) 颊神经：为感觉神经。经翼外肌两头之间，沿下颌支前缘向下，分布于下颌磨牙及第二前磨牙颊侧牙龈及颊部的黏膜和皮肤。

(2) 舌神经：为感觉神经。经翼内肌与下颌支之间的翼下颌间隙到达口腔底部，主要分布于同侧舌侧牙龈、舌前 2/3、口底黏膜和舌下腺。舌下腺手术时应注意保护舌神经。舌神经在经过下颌第三磨牙远中时位置表浅，因此拔除阻生下颌第三磨牙时,应防止损伤舌神经。

(3)下牙槽神经:为混合神经。在翼外肌内侧与舌神经一起在翼外肌深面下行,在翼外肌下缘处穿出,下行于下颌神经沟,经下颌孔入下颌管,其分支出颏孔称颏神经。分布于下颌牙、牙周膜和牙槽骨。下牙槽神经经过下颌第3磨牙时,距牙根尖较近,拔牙时,应避免损伤神经或将断根推入下颌管内。

(二)面神经

面神经是混合性神经,由较大的运动根和较小的混合根组成,分别司面部表情肌等面部浅层肌运动、腺体分泌及舌前2/3的味觉。面神经出茎乳孔后,穿经腮腺分为5支,从上而下依次为颞支、颧支、颊支、下颌缘支和颈支,呈扇形分布于面部表情肌,支配面部表情肌的活动。面神经损伤可能导致眼睑闭合不全,口角歪斜等面部畸形。

1. 颞支　出腮腺上缘,越过颧弓后部向前上行,分布于额肌、眼轮匝肌上份、耳上肌和耳前肌。若神经受损,则同侧额纹消失。

2. 颧支　出腮腺上前缘,越过颧骨,分布于上下眼轮匝肌,若神经受损,则眼睑不能闭合。

3. 颊支　出腮腺前缘,行于咬肌筋膜表面,分3~5支布于颧大肌、笑肌、提上唇肌、提口角肌、口轮匝肌、颊肌等。若神经受损,则鼻唇沟变浅,不能鼓腮。

4. 下颌缘支　出腮腺前缘或下端,前行位于颈阔肌深面,分布于降口角肌、降下唇肌和笑肌。因与面动脉和面静脉邻近,临床颌下区手术时,多选平行于下颌下缘以下1.5~2.0 cm处做切口,以免损伤神经,否则出现同侧下唇瘫痪,表现为口角流涎、口角偏斜。

5. 颈支　出腮腺下端,前行至下颌下三角,分布于颈阔肌。当其受损伤时,颈部皮纹消失。

第四节　口腔局部解剖与生理

一、口腔的境界和分布

口腔为消化道的起始部分,具有重要的生理功能,它参与消化过程,协助发音和言语动作，具有感觉和表情功能，并能辅助呼吸。

口腔前壁为唇，经口裂通向外界，后经咽门与口咽部相延续，两侧为颊，上下壁分别为腭和舌下区。当闭口时，由上下牙列、牙龈及牙槽骨弓将口腔分为前外侧的口腔前庭和后内侧的固有口腔两部分。在牙尖交错位时，口腔前庭后部经翼下颌皱襞与最后磨牙远中面之间的空隙与固有口腔相通。对牙关紧闭和颌间固定的患者，可经此空隙输入流体营养物质。

二、口腔前庭及表面解剖标志

口腔前庭各壁上具有临床意义的表面解剖标志如下。

1. 口腔前庭沟　又称唇颊龈沟，为口腔前庭的上、下界，呈蹄铁形，为唇、颊黏膜移行于牙槽黏膜的沟槽，是口腔局部麻醉常用的穿刺及手术切口部位。

2. 上、下唇系带　为前庭沟中线上的黏膜小皱襞，义齿基托边缘应注意此标志。儿童的上唇系带过宽或附着过低，若造成上颌恒中切牙间隙，需及时手术治疗。

3. 颊系带　为前庭沟相当于上、下尖牙或前磨牙区的黏膜皱襞，义齿基托边缘应注意此标志。

4. 腮腺管乳头　在平对上颌第二磨牙牙冠的颊黏膜上，可见腮腺管乳头，腮腺导管开口于此。经此导管口可做腮腺造影或腮腺导管内注射治疗。

5. 磨牙后区　由磨牙后三角及磨牙后垫组成。磨牙后三角的底为下颌第三磨牙的远中颈缘，其尖朝后。在磨牙后三角表面覆盖的软组织称磨牙后垫，下颌第三磨牙冠周炎时，此处常显红肿。

6. 翼下颌皱襞　为延伸于上颌结节后内方与磨牙后垫后方之间的黏膜皱襞，是下牙槽神经阻滞麻醉和翼下颌间隙及咽旁间隙脓肿口内切口的标志。

7. 颊脂垫尖　大张口时，平对上、下颌后牙咬合面间颊黏膜上有一三角形隆起称颊脂垫。其尖称颊脂垫尖，向后邻近翼下颌皱襞前缘。此尖约相当于下颌孔平面，是下牙槽神经阻滞麻醉进针点的标志。

三、唇

（一）境界及表面解剖标志

唇上界为鼻底，下界为颏唇沟，两侧以唇面沟为界，其中部有横行的口裂将唇分为上唇和下唇两部。口裂两端为口角，其正常位置约相当于尖牙与第一前磨牙之间，施行口角开大或缩小术时，应注意此关系。上、下唇的游离缘系皮肤与黏膜的移行区，称为唇红。唇红与皮肤交界处名唇红缘。上唇的全部唇红缘呈弓背状，称唇弓。唇弓在正中线并微向前突，此处称为人中点（人中切迹），在其两侧的唇弓最高点称为唇峰，唇正中红唇呈珠状向前下方突出，名唇珠。上唇皮肤表面，正中有由鼻小柱向下至唇红缘的纵行浅沟称为人中，人中的上中 1/3 交点为人中穴，是一急救穴位。人中的两侧各有一条与其平行的皮肤嵴，自鼻孔底延伸至唇峰称为人中嵴。上述解剖部位，在唇裂手术及外伤修复中，均为重要的标志。

（二）层次

唇由外向内分为 5 层。

1. 皮肤　富于毛囊、皮脂腺和汗腺，是疖、痈的好发部位。

2. 浅筋膜　较疏松，炎症时水肿明显。

3. 肌层　主要为口轮匝肌，手术或外伤缝合时注意对位，避免形成宽的瘢痕或隐裂。

4. 黏膜下层　内含上、下唇动脉及黏液腺。唇部手术时，夹住唇动脉暂时止血，利于操作。黏液腺可发生黏液囊肿。

5. 黏膜　有黏液腺开口，排出黏液润滑黏膜。

（三）唇的血液供应、淋巴回流和神经支配

1. 唇的血液供应　主要来自面动脉的分支上、下唇动脉。静脉血经面前静脉回流。

2. 唇的淋巴管　淋巴回流特点有：①上唇的淋巴引流较广泛；②下唇中部的淋巴管可交叉至对侧。

3. 唇的感觉神经　来自上下颌神经的分支，运动由面神经支配。

四、颊

(一)境界

颊位于面部两侧,为口腔前庭的外侧部。上界为颧骨下缘,下界为下颌骨下缘,前为唇面沟,后以咬肌前缘为界。

(二)层次

(1)皮肤。

(2)皮下组织:在皮下组织中有腮腺导管、面神经和三叉神经的分支、颌外动脉及面前静脉通过。在颊肌表面和颊、咬二肌之间,有一个由菲薄筋膜包被的脂肪球,称颊脂垫。

(3)颊筋膜:覆盖于颊肌表面,向后被覆于咽肌表面者称咽筋膜,此筋膜在颊咽肌间增厚,形成翼下颌韧带。

(4)颊肌:腮腺导管穿过此肌。

(5)黏膜下层:含有黏液腺。

(6)黏膜:上颌第二磨牙颊尖对应的颊黏膜处有腮腺导管口。在口角后方的颊黏膜咬合线区,有时可见成簇的粟粒状淡黄色异位的皮脂腺。

(三)颊的血液供应、淋巴回流和神经支配

(1)颊部的血液供应主要来自面动脉、眶下动脉和面横动脉。静脉血主要回流至面前静脉。

(2)淋巴管注入下颌下淋巴结。

(3)感觉由三叉神经上颌支和下颌支支配。运动则由面神经管理。

五、腭

腭由前2/3的硬腭和后1/3的软腭两部分组成,形成口腔的顶部,将口腔与鼻腔分隔开,参与发音、言语及吞咽等活动。

(一)硬腭

1. 表面解剖标志　呈穹隆状,有牙弓围绕。在硬腭的口腔面,有如下具有临床意义的表面解剖标志。

(1)腭中缝:为硬腭中线上纵行的黏膜隆起。

(2)切牙乳头:为腭中缝前端的黏膜隆起,是鼻腭神经局部麻醉的表面标志。

(3)腭皱襞:位于硬腭前部,为自腭中缝前部向两侧略呈辐射状的软组织嵴。

(4)上颌硬区及上颌隆突:上颌硬区位于硬腭中央,其黏膜薄而缺乏弹性,在硬区前部的骨质隆起即上颌隆突。制作义齿基托时,在切牙乳头、腭皱襞、上颌硬区及上颌隆突处应注意缓冲,避免压迫引起疼痛。

(5)腭大孔:位于硬腭后缘前方 0.5 cm 处,上颌第三磨牙腭侧,约相当于腭中缝至龈缘之外、中 1/3 交界处。其黏膜凹陷为腭前神经麻醉的表面标志。

(6)蝶骨翼突钩:在上颌第三磨牙后内侧 1 ~ 15 cm 处,可触摸到一骨质隆起为翼突钩,腭裂手术时凿断翼突钩减小肌张力,利于伤口关闭。

2. 层次及结构特点　硬腭由上颌骨腭突及腭骨水平板构成支架,表面覆以软组织,其组织层次从下至上分别为硬腭口腔面黏膜、黏膜下层、硬腭骨板(包括骨膜)、硬腭鼻腔面黏膜。

硬腭软组织的特点:①硬腭黏膜下层的前部无腺体,后部腭腺较多,为腭腺肿瘤多发部位。②硬腭的骨膜与黏膜和黏膜下层附着紧密,称为黏骨膜。③黏骨膜在近牙槽骨部分较厚,含有腭腺、神经和血管。腭部浸润麻醉常在此处黏膜下注射。腭裂修复术时在腭两侧松弛切口尽量靠近牙龈,以免损伤神经和血管,需用骨膜分离器彻底分离黏骨膜,减小缝合时组织瓣间的张力。

(二)软腭

1. 表面解剖标志　呈垂幔状,附着于硬腭后缘并向后延伸,其中央有一小舌样物称为悬雍垂。软腭前端中线两侧的黏膜上,左右各有一腭小凹,是总义齿基托后缘的标志。软腭两侧向下外方形成两个弓形黏膜皱襞,前外方者为腭舌弓,稍后内方者为腭咽弓,两弓之间容纳腭扁桃体。软腭内有腭帆张肌、腭帆提肌等 5 对细小肌肉,与口同部肌肉协调运动,以完成腭咽闭合,对呼吸、语言、吞咽等起重要作用。

2. 层次　软腭主要由黏膜、黏膜下层、腭腱膜及腭肌组成。腭腱膜位于软腭前 1/3,构成软腭的支架,腭肌位于软腭的后 2/3。

（三）腭的血液供应、淋巴回流和神经支配

（1）腭部血液主要由颌内动脉的分支腭降动脉供应，软腭尚有咽升及腭升动脉分布。静脉血流至翼静脉丛。

（2）淋巴主要引流至颈深上淋巴结。

（3）腭部感觉神经来自三叉神经上颌支，软腭尚有舌咽神经分布。软腭运动主要由副神经的延髓根经迷走神经咽支支配，但腭帆张肌由三叉神经支配。

六、舌

舌为口腔内重要器官，具有参与言语、协助咀嚼、感受味觉和吞咽等功能。舌的上下面分别称舌背和舌腹。

分为前2/3与后1/3两部分，两部以"^"分界。舌前2/3为舌体，活动度大，其前端为舌尖；舌后1/3为舌根，活动度小。界沟尖端有舌盲孔，为胚胎甲状舌管咽端的遗迹。若此管未消失，则可形成甲状舌管囊肿。舌前2/3遍布乳头，共有下列4种。

1. 丝状乳头　数目最多，但体积甚小，呈天鹅绒状，分布于舌体的上面，司一般感觉。

2. 菌状乳头　数目较少，色红，分散于丝状乳头之间而稍大，有味蕾，司味觉。

3. 轮廓乳头　一般为7~9个，体积最大，排列于界沟前方。乳头周围有深沟环绕，沟内有味蕾，司味觉。

4. 叶状乳头　为5~8条并列皱襞，位于舌侧缘后部，含味蕾，司味觉。正常时不明显，炎症时充血发红，突起而疼痛，有时误诊为肿瘤。

舌后1/3黏膜有许多结节状淋巴组织，称舌扁桃体。

（二）舌腹

舌腹黏膜薄而平滑，黏膜反折与舌下区黏膜延续并在中线形成舌系带。舌系带过短或附着过前时，常引起吮吸、咀嚼及言语障碍，需手术治疗。在制作义齿时也应注意舌系带。

（三）肌层

舌的上、下两面间为肌层，舌肌分舌内肌和舌外肌两部分。舌内肌收

缩时改变舌的形态。舌外肌分别起自下颌骨、舌骨、茎突及软腭而止于舌，收缩时变换舌的位置。舌内、外肌协同收缩，使舌能进行复杂而又灵活的运动。在全身深度麻醉或昏迷时，舌部诸肌均松弛，因而舌向后缩，以至压迫会厌，阻塞喉部，造成窒息。因此，须将患者下颌推向前方或将舌牵出。

（四）舌的血液供应、淋巴回流和神经支配

1. 舌的血液供应　来自舌动脉，舌后 1/3 尚有咽外动脉的分支。舌的静脉有舌动脉的伴行静脉和舌下神经的伴行静脉，二者注入舌静脉。

2. 舌的淋巴管　极为丰富，最终汇入颈深上淋巴结，且愈近舌尖的淋巴管，其注入颈深上淋巴结所在的部位愈低；愈近舌根部的淋巴结，其注入颈深上淋巴结所在的部位愈高。因舌的淋巴管丰富，且引流广泛，血运充足，加之舌的运动频繁，易促使舌癌转移。

3. 舌的一般感觉和味觉　舌前 2/3 的一般感觉由舌神经支配，味觉由参与舌神经的鼓索味觉纤维所支配；舌后 1/3 的一般感觉及味觉由舌咽神经所支配，但舌后 1/3 的中部则由迷走神经支配。舌后 1/3 的黏膜感觉较敏感，在检查咽部用压舌板时，应压于舌体部。舌的运动神经为舌下神经。

七、舌下区

（一）境界

位于舌和口底黏膜之下，下颌舌骨肌及舌骨舌肌之上，前及两侧为下颌体的内侧面，后部止于舌根。由于口底组织比较疏松，当口底外伤或感染时，易形成较大的血肿、水肿，将舌体推向上后导致呼吸困难或窒息，应引起警惕。

（二）表面解剖标志

当舌上翘时，可见舌系带两侧黏膜上各有一小突起，称舌下肉阜，为颌下腺导管开口。舌下肉阜两侧有向后外斜行的舌下襞，为舌下腺小管的开口部位，也是颌下腺导管的表面标志。行舌系带延长术时，应注意上述结构。

(三)内容及其排列

(1)舌下腺及下颌下腺深部。

(2)下颌下腺管。

(3)舌下神经及舌下神经伴行静脉。

(4)舌下动脉。

第二章 口腔检查及医疗文件书写

第一节 口腔检查

一、口腔检查前的准备

口腔检查是口腔疾病诊断的主要手段，通过口腔检查所获得的资料，是口腔疾病诊断和制订治疗计划的重要依据。口腔检查的内容包括病史采集和各种口腔检查方法。口腔医师通过病史采集，可以获得疾病的初步情况，结合具体病情，可以进一步有重点地对牙体、牙周组织、口腔黏膜、口腔颌面部组织等进行检查，然后将病史和检查结果加以综合、分析和判断，做出正确诊断并制订出合理的治疗计划。

口腔疾病常与全身性疾病关系密切，因此，对于口腔疾病的检查与诊断过程中应有整体观念，关注患者全身状况，必要时应请相关科室会诊。

口腔检查前的准备包括消毒与灭菌、工作环境（诊室）的准备、检查器械的准备、椅位和光源的调节及医师本身的各项准备等。

（一）消毒与灭菌

口腔诊疗时常伴有出血、黏膜破溃损伤等情况，使得患者容易发生感染，口腔器械内部结构复杂、腔隙多、治疗后器械易受污染，不易清洗消毒及灭菌，并且部分器械存在回吸，容易造成病原体在患者间、患者与医护间的交叉感染。如果口腔机构未能严格按照相关标准规范进行处理，一些经血液传播的疾病如乙型肝炎、梅毒、艾滋病等，可能通过沾有患者血液、唾液的口腔器械、设备以及医务人员双手等传播而造成严重的医院感染。

1. 消毒与灭菌的基本概念

（1）清洁：去除物体表面有机物、无机物和可见污染物的过程。

（2）清洗：去除诊疗器械、器具和物品上污物的全过程，流程包括冲洗、洗涤、漂洗和终末漂洗。

（3）消毒：清除或杀灭传播媒介上病原微生物，使其达到无害化的处理。

（4）灭菌：杀灭或清除医疗器械、器具和物品上一切微生物的处理。

（5）高度危险口腔器械：穿透软组织、接触骨、进入或接触血液或其他无菌组织的口腔器械。

（6）中度危险口腔器械：与完整黏膜相接触，而不进入人体无菌组织、器官和血流，也不接触破损皮肤、破损黏膜的口腔器械。

（7）低度危险口腔器械：不接触患者口腔或间接接触患者口腔，参与口腔诊疗服务，虽有微生物污染，但在一般情况下无害，只有受到一定量的病原微生物污染时才造成危害的口腔器械。

2. 作用机制与影响因素　消毒或灭菌因子主要通过改变细胞的通透性、使菌体蛋白质变性或凝固、破坏细菌的核酸等破坏细菌的代谢及功能结构以达到杀灭的效果。

消毒与灭菌效果受处理剂量、微生物污染程度、温度、湿度、pH 值、穿透力、拮抗物质等多种因素的影响，应根据医疗器械的性质、污染后情况、使用所致感染的危险性大小等选择消毒或灭菌方式。

3. 效果评价依据　合格的清洁、清洗、消毒与灭菌程序需要经过有效的效果评价，效果评价应遵循 WS/T 313—2009《医务人员手卫生规范》、WS/T 367—2012《医疗机构消毒技术规范》、GB 50333—2013《医院洁净手术部建筑技术规范》、WS 506—2016《口腔器械消毒灭菌技术操作规范》等相关标准规范的要求。

4. 消毒灭菌方法的选择原则

（1）根据物品污染后导致感染的风险高低选择相应的消毒或灭菌方法：①高度危险性物品，应采用灭菌方法处理；②中度危险性物品，应达到中水平消毒以上的消毒方法；③低度危险性物品，宜采用低水平消毒方法或清洁处理；④遇有病原微生物污染时，针对病原微生物的种类选择有效的消毒方法。

（2）根据物品上污染微生物的种类、数量选择消毒或灭菌方法：①对受到致病菌芽孢、真菌孢子、分枝杆菌和经血液传播病原体（乙型肝炎病毒、丙型肝炎病毒、艾滋病病毒等)污染的物品,应采用高水平消毒或灭菌;②对受到真菌、亲水病毒、螺旋体、支原体、衣原体等病原微生物污染的物品,应采用中水平以上的消毒方法;③对受到一般细菌和亲脂病毒等污染的物品,应采用中水平或低水平的消毒方法;④杀灭被有机物保护的微生物时,应加大消毒药剂的使用剂量和(或)延长消毒时间;⑤消毒物品上微生物污染特别严重时,应加大消毒药剂的使用剂量和(或)延长消毒时间。

(3)根据消毒物品的性质选择消毒或灭菌方法:①耐高温、耐湿的诊疗器械和物品,应首选高压蒸汽灭菌;耐热的油剂类和干粉类等应采用干热灭菌。②不耐热、不耐湿的物品,宜采用低温灭菌方法,如环氧乙烷灭菌、过氧化氢低温等离子体灭菌或低温甲醛蒸气灭菌等。③物体表面消毒,应考虑表面性质,光滑表面宜选择合适的消毒剂擦拭或紫外线消毒器近距离照射;多孔材料表面宜采用浸泡或喷雾消毒法。

5. 常见的消毒灭菌方法　消毒灭菌方法常可分为3类:利用物理因子作用于病原微生物的物理消毒法,主要有热力(干热和湿热)、电离辐射、非电离辐射(微波、红外线、紫外线)、超声波、等离子体、过滤等;利用化学因子杀灭病原微生物的化学消毒法,主要有含碘类、含氯类、过氧化物类、醇类、酚类、季铵盐类等消毒剂;利用动物、植物、微生物及其代谢产物杀灭或去除外环境中的病原微生物的生物消毒法。

口腔诊疗时涉及重复使用的诊疗器械设备的清洁、消毒与灭菌,一次性诊疗用具的规范使用,诊疗环境的清洁消毒,医护人员及患者的消毒与防护。口腔器械常用高压蒸汽灭菌、干热灭菌,诊疗环境常用紫外线消毒、含氯消毒剂擦拭消毒,一次性物品常用辐射灭菌,医护人员手常采用醇类消毒剂,患者皮肤黏膜常采用含碘类、双胍类消毒剂。

6. 口腔器械消毒与灭菌　口腔器械的具体清洗、清洁、消毒与灭菌操作见 WS 506—2016《口腔器械消毒灭菌技术操作规范》。

(二)诊室环境准备

诊室环境应自然采光充分,光线明亮;要保持清洁整齐,物品摆放有序,要严格区分无菌区、清洁区、污染区;诊室要有良好通风以保持空气清新,必要时应安装空气过滤装置;检查环境要安静、舒适,以利于缓解患者的紧张、焦虑情绪。诊疗室应定期用紫外线照射消毒。

（三）检查器械准备

1. 口腔检查的基本器械　有口镜、探针和镊子。用前应经过灭菌消毒，消毒与未消毒器械须分开放置。为避免交叉感染，现有一次性口腔检查器械，内装一次性使用的口镜、镊子和探针。

（1）口镜：由口镜头与柄组成。镜面分平面和凹面两种，平面镜反映影像真实，临床上常用；凹面镜可以放大影像，医师根据需要选用。检查时左手执口镜，用口镜牵引或推压唇、颊、舌等软组织，以利于检查和治疗；或用口镜反射并聚集光线于被检查部位，增加局部光度；不能直视的部位（如磨牙远中面）可借助口镜反射来观察被检查部位的影像，有些治疗也需要借助口镜反射协助操作；口镜柄还可作叩诊使用。

（2）探针：有尖头和钝头两种。尖头探针两端弯曲形状不同，均有锐利的尖端，用于检查牙面点隙、裂沟及邻面有无龋坏；检查牙本质暴露区的敏感性；粗略探查牙周袋位置及牙周袋内牙石的数量和分布；也可检查充填体有无悬突、与牙体组织的密合度。钝头探针为牙周探针，探针末端为球形，有刻度，用于探测牙周袋深度，避免刺伤袋底。

（3）镊子：口腔镊子为反角形，尖端闭合严密。用于夹持棉球、敷料、诊疗用小型物品等。如：拭净窝洞或手术区；夹持药物涂擦患处；夹取腐败组织和异物，使患处和手术区清洁；根管治疗时夹持根管内小型器械和牙胶尖等。也可用于牙齿松动度的检查。镊子柄端还可用于叩诊。

此外，口腔检查时，还有一些辅助器材，如挖匙，用于除去龋洞食物残渣和龋坏牙本质；水冲用于冲洗窝洞；气冲用于吹干牙面或窝洞；蜡片和咬合纸用于检查咬合关系；牙线用于检查牙邻接关系和清除嵌塞的食物等。

2. 口腔特殊检查用器械　用于牙髓活力测试的器械及物品，有牙髓活力测试仪、冰棒、冷热水、牙胶棒等；用于根管长度测量的根管长度测量仪。

（四）椅位准备

口腔检查时，医师坐在治疗椅的右前方或右后方。为了便于检查，口腔检查前应先调节椅位。目前医院多使用综合治疗台，卧式手术椅为电动开关，易于操作。一般患者应保持其头、颈、背处于一条直线。

医师操作时常有助手配合，即四手操作法。医师和助手均采用坐姿，其位置以时钟钟点表示，医师位于 9∶30～12∶30 点间，助手位于 12∶30～2∶30 点间。

检查上颌牙时，椅背稍后仰，使上颌牙列与地面呈45°角；检查下颌牙时，椅背稍直立，使下颌牙平面与地面基本平行。

口腔检查应光线充足，最好采用自然光。若自然光不足，可用灯光辅助，宜用冷光源。检查时将光线集中投射至口腔检查部位，避免灯光直射患者眼睛。有条件可用带灯口镜、光导纤维照明器来增加照明。

（五）人员准备

口腔检查前除做好上述准备外，患者可用3%过氧化氢溶液含漱。

医师、助手及护士需穿工作服，戴工作帽和口罩，修剪指甲，并洗手消毒，戴消毒手套。检查有艾滋病、乙型肝炎、甲型肝炎等传染病患者时，应戴双层手套，所用物品、器械检查后按有关规定特殊处理。检查过程中，医师要注意坐姿，充分利用口镜检查无法直视部位，尽量减少低头歪头、身体前屈、弯腰的动作。

二、口腔检查内容与方法

口腔检查包括一般检查法和特殊检查法。一般检查是用常规器械即可完成的检查，特殊检查是要借助特殊器械、设备和方法才能完成的检查。

口腔检查过程既是病史采集过程，也是医患交流的过程。医师在病史采集时要思想集中，细心热情，以医患平等的姿态做好解释工作。口腔检查时应有爱伤观念、无菌观念和整体观念，操作要轻柔，避免给患者增加痛苦和造成医源性损伤。

（一）一般检查法

一般检查法是指医师通过询问、观察及借助常规器械进行的检查。包括问诊、视诊、探诊、叩诊、扪诊、咬诊和牙松动度检查等。检查时应首先检查主诉部位，然后按一定顺序依次进行检查，以免遗漏。

1. 问诊　问诊的方式、方法和内容要围绕口腔疾病诊疗这一核心需要进行。不询问与患者疾病无关的个人隐私，涉及与疾病相关的个人隐私的，要明确告知患者，所有询问只是基于疾病的诊疗需要，医师有责任和义务为患者保守秘密。

问诊内容包括主诉、现病史、既往史、家族史、主观症状及患者需求等。

通过询问，可了解疾病发生的原因、时间和部位及主要症状特征，明确患者主诉;可了解疾病的发展和治疗经过,明确病史。可了解患者主要临床症状、一般临床症状及症状的特性等,为疾病的鉴别诊断与诊断提供依据;可了解患者的需求,尤其是主要需求,为治疗手段的选择提供依据。

问诊不单纯是为了疾病的诊断。问诊的过程也是医患沟通的重要阶段。通过医患交流,让患者了解自身疾病的基本信息(什么疾病、严重程度、治疗方法及程序、预后情况等),以取得患者对治疗的全面配合。医患之间不能良好沟通,有些疾病真相就可能被掩盖而导致疾病的诊断困难甚至误诊;医患之间不能良好沟通,就无从建立医患之间的信任,往往造成医患关系不协调,导致医患在疾病诊治过程中不能很好地相互配合,影响治疗效果,甚至可能会引发医患纠纷。

问诊时,医师态度要真诚和蔼,条理清楚。用通俗易懂、简明扼要的语言进行询问。以严谨仔细的工作取得患者和家属的信任。站在患者和家属的角度,注意患者和家属的心情因素、状态,了解其心态,如焦虑、获知欲、期望值、预后承受力等。切忌暗示或诱导,以免影响获取资料的真实性。

(1)主诉:主诉是患者就诊的主要原因,也是患者最明显、最痛苦的主观感觉。询问内容包括主要症状、部位及患病时间。因特殊需求而就诊者,要仔细询问其就诊目的及最终需求标准。

(2)现病史:现病史是病史的主体部分,是反映疾病发生、发展过程的重要依据。问诊时应围绕患者的主诉进行,应仔细询问症状发生的部位、发病时间,诱发、加重及缓解因素,病情发展、演变治疗经过、目前情况等。牙痛是口腔内科患者就诊最常见的原因,问诊时可围绕疼痛部位、疼痛性质(自发痛或刺激痛)、疼痛程度、疼痛时间、有无放散痛等内容进行。

(3)既往史:重点询问与主诉有关疾病的既往史。包括外伤史、手术史、过敏史等。

(4)系统回顾:有些口腔疾病与全身情况密切相关。如对多发性牙周脓肿患者,应询问有无糖尿病病史;对自发性牙龈出血患者,应询问有无血液病史、维生素缺乏等。

(5)家族史:询问家族中有无类似疾病的患者。有些遗传性疾病可有明显的家族史。牙周炎、口腔溃疡性疾病等也可有明显的家族高患病率倾向。对氟牙症患者,要询问幼年时的居住地及当地氟牙症流行情况。

(6)患者需求:询问患者诊治需求。如解除病痛、恢复功能、美容及服务需求等。

现代医学的发展可以满足患者更多的个性化需求。同一疾病可有多种治疗手段及服务可供选择，其医疗及服务价格差异也较大。医师在医疗诊治过程中，在治疗方法和服务的选择上不能代替患者做决定，必须征得患者的同意（除非紧急状况下，可先行救治生命而随后告知）。

2. 视诊　视诊是医师用视觉观察对患者进行检查。应按一定顺序进行，先检查主诉部位，再全面检查其他部位。

（1）颌面部：观察患者神智（清醒或昏迷）、表情（自然、痛苦或呆滞）及颌面部发育是否正常；观察患者双侧颌面部是否对称，有无肿胀、肿物及窦道。必要时，嘱患者做闭目、皱眉、吹口哨等动作，观察眼睑能否闭合，鼻唇沟是否消失，口角有无歪斜，以检查面神经功能。嘱患者做开闭口运动、下颌前伸及侧向运动，观察开口度及开口型。

（2）牙齿：①牙体，首先应检查与主诉有关的牙齿，兼顾其他牙齿。着重观察牙齿的形态、牙体的色泽、透明度、龋洞、缺损、畸形、隐裂及磨损等。②牙齿数目、有无缺失牙或多生牙、牙列是否完整及义齿修复情况等。③观察牙齿的排列、咬合与接触关系。

通常情况下，死髓牙呈暗黑色，氟斑牙为白垩色或黄褐色，四环素牙呈黄色或灰褐色，牙内吸收牙呈粉红色。

（3）牙周组织：观察牙龈的色、形、质有无改变。①正常牙龈呈粉红色，龈缘薄，沿牙颈部呈连续弧形，龈乳头充满牙间隙，质地坚韧，表面有点彩。②当牙龈发生炎症时，牙龈色变鲜红或暗红，龈缘及龈乳头肿胀变圆钝，点彩消失。③贫血时牙龈色苍白。慢性汞、铅、铋中毒时，牙龈缘组织内有色素沉着线。必要时应做血液检查以确诊。④此外，还应观察附着龈宽度，唇、颊系带情况；观察牙龈有无增生或退缩，有无溃疡、坏死、溢脓、窦道；有无牙周袋及袋内分泌物情况；有无龈上结石等。

（4）口腔黏膜：重点观察口腔黏膜色泽、外形、完整性和功能改变。①应观察口腔黏膜有无伤口、溃疡、糜烂、疱疹、瘢痕、肿物，有无特殊的白色斑块或线纹状损害等。②某些人在颊黏膜后部及下唇内侧，有许多针尖大小的黄色斑点或小颗粒，为皮脂腺异位，称为迷脂症。③口腔黏膜病变可能与全身性疾病有关，如白血病或血小板减少性紫癜患者，口腔黏膜可见出血点、瘀斑及牙龈出血；麻疹患儿颊黏膜处出现 Koplik 斑；猩红热患儿口周出现苍白圈和杨梅舌。对口腔黏膜溃疡，视诊时应注意其部位、大小、形态、数目、边缘和基底。

(5)舌:应注意舌质和舌苔的颜色、厚薄,舌面有无裂纹、溃疡;舌乳头有无消失、肿胀;舌体有无畸形;舌缘有无齿痕;运动、感觉和味觉功能是否正常等。

舌是许多疾病出现口腔内表征的部位,如核黄素缺乏、贫血可引起舌乳头萎缩;舌缘创伤性溃疡、结核、白斑、血管瘤、上皮癌等。

3. 探诊　探诊是利用探查器械(探针)进行检查的检查方法。探诊时应有支点,动作轻柔,防止损伤口腔黏膜和牙周软组织,避免触痛牙髓产生剧痛。探诊着重探查龋齿、牙周袋、窦道等病变的部位、范围并观察探诊反映情况。

(1)牙体:牙体的探诊检查主要探查牙体各类缺损、光滑度、硬度、敏感部位、修复体边缘密合度等。探查龋洞时,选用尖锐探针,通过探查确定其部位、范围、深度、敏感性、洞底软硬度及有无露髓,对于邻面颈部龋需仔细探查,以防遗漏。龋洞已行充填者,除应检查充填物边缘密合度外,还应检查有无悬突和继发龋。

(2)牙周:探查牙龈表面质地是否坚韧或松软:用牙周探针对牙周袋进行探查,探查牙周袋的范围、深度、牙周附着及袋内牙石情况。应按牙的颊(唇)、舌(腭)面牙颈部近中、中、远中三点作测量。注意角度正确、力量适中、支点稳固、无遗漏,检查并记录龈缘到袋底深度及探诊出血情况等。

(3)窦道:用圆钝质软的窦道探针探查窦道的方向、深度及来源,以确定患牙。探测时应缓慢顺势推进,避免穿破窦道壁。必要时可在窦道内插入诊断丝(钝头探针或牙胶尖等)并结合 X 射线检查。

4. 叩诊　用镊子或口镜柄端叩击牙冠,根据患者的反应和叩击声音来判断患牙根尖部及牙根侧方牙周膜的反应。叩诊方法分为垂直叩诊和侧向叩诊。

垂直叩诊的叩击方向与牙长轴一致,主要检查根尖周牙周膜反应;侧向叩诊的叩击方向和牙长轴垂直,用于检查根侧牙周膜的反应。

叩诊时应以健康的对侧同名牙或邻牙作为对照牙,先叩对照牙,再叩患牙。先轻轻叩击,如无反应再逐渐加力。叩诊力度要适中,以对照牙叩诊不痛的最大力度为上限。

正常牙叩诊时无疼痛反应;根尖周及牙周膜有炎症时,叩诊可诱发程度不同的疼痛。如急性根尖周炎患牙,轻叩即可引起疼痛,叩诊时应避免重叩,以免增加患者痛苦。

根据叩诊时有无疼痛及疼痛的轻重程度分别记录为：叩痛(-)代表叩诊无痛；叩痛(±)代表叩诊有可疑疼痛或不适感；叩痛(+)代表叩诊有轻度疼痛；叩痛(++)代表叩诊有中度疼痛；叩痛(+++)代表叩诊有重度疼痛。

叩诊力度要适中，以健康的同名牙或邻牙叩诊无痛的最大力度为上限。

5. 扪诊　也称触诊，是利用医师手指的触觉和患者对触压的反应来进行诊断。借助扪诊，可了解病变的部位、大小、范围、形状、活动度、有无扪痛、有无波动感等。扪诊时操作应轻柔，以免给患者增加不必要的痛苦。

(1)根尖部检查：用示指或棉球扪压可疑患牙根尖部，根据有无压痛、波动感或脓性分泌物等情况来判断根尖周组织炎症情况。

(2)淋巴结检查：与口腔疾病关系密切的有下颌下淋巴结、颏淋巴结下和颈部的浅表淋巴结等。注意其大小、数目、硬度、压痛、有无粘连。检查时，嘱患者头部略向下低，使组织松弛，以利检查。

正常淋巴结体积小、左右对称、质软、无压痛、可移动。

口腔颌面部炎症患者，下颌下、颏下淋巴结明显肿大、触痛、质软。肿瘤转移的淋巴结为渐进性增大、质硬、固定、无压痛。淋巴结核患者淋巴结肿大、有粘连、呈串珠状。

(3)口内、口外联合扪诊：可了解肿物或肿胀的大小、范围、硬度、有无触痛、波动感和动度。此方法多用于唇、颊、舌及口底检查。

(4)颞下颌关节检查：医师站在患者前方，用双手示指和中指置于患者耳屏前，嘱患者做开闭口、前伸和侧向运动，检查髁突运动是否协调，有无运动受限，并触压关节及其周围组织，了解有无压痛。同时要观察患者开口度和开口型。

6. 牙齿松动度检查　用镊子夹住前牙切端或用闭合的镊尖抵住后牙𬌗面窝沟，轻轻向颊(唇)舌(腭)向或近远中向摇动，判断牙齿的松动度。常用的牙松动度记录方法如下。

(1)以牙冠松动方向计算：①Ⅰ度松动，只有颊(唇)舌(腭)方向松动。②Ⅱ度松动，颊(唇)舌(腭)方向松动，伴有近远中方向松动。③Ⅲ度松动，颊(唇)舌(腭)方向松动，伴有近远中方向松动和垂直向松动。

(2)以松动幅度计算：①Ⅰ度松动，松动幅度小于1 mm。②Ⅱ度松动，松动幅度为1~2 mm。③Ⅲ度松动，松动幅度大于2 mm。

7. 咬诊　咬诊用于检查患牙有无早接触和咬合创伤。常用的方法如下。

(1)空咬法:嘱患者咬紧上下颌牙或做前伸、侧向咀嚼运动,询问患者有无疼痛,同时观察牙齿动度和牙龈颜色的改变。医师将手指置于可疑患牙龈缘处,嘱患者做叩齿和咬合运动,手感震动较大时提示有创伤性咬合关系存在。

(2)咬实物法:嘱患者咬棉签或其他实物,询问有无疼痛。如发生疼痛,表明根尖周组织或牙周组织有病变,或存在牙隐裂。有时牙本质敏感者,咬实物时也可有酸痛感。

(3)咬脱色纸法:将咬合纸置于上、下颌牙间,嘱患者做正中、前伸和侧向咬合运动,从牙面上所染色迹确定早接触部位。

(4)咬蜡片法:将蜡片烤软,置于患牙咬合面,嘱患者做正中咬合,待蜡片冷却后取出,蜡片最薄或穿孔处即为早接触部位。

8. 嗅诊　通过嗅觉协助诊断。牙髓坏疽和坏死性龈口炎均有腐败性恶臭;感染根管有时亦有恶臭;牙周溢脓及多龋者口臭较明显;糖尿病酮症酸中毒患者,口腔有丙酮味;某些消化道和呼吸道疾病,口腔内均可发出异样臭味。嗅诊仅作为辅助诊断方法。

9. 染色法　染色法常用以检查牙隐裂。操作时先行隔湿、吹干牙面,用碘酊涂于可疑隐裂处,片刻后再用75%酒精棉球擦洗脱碘,如有隐裂,可因染料渗入而显色;菌斑显示剂、龋蚀检知液可以检查菌斑、龋齿。

(二)特殊检查法

1. 牙髓活力测试　此种检查方法在临床上用于需了解牙髓状况的各种牙体牙髓病。

正常牙髓组织对温度和电流刺激有一定的耐受量,当牙髓有病变时,刺激阈会发生改变,此时牙髓对外界刺激可产生不同程度的感觉反应。因此,利用温度和电流刺激检查牙髓的反应,可帮助诊断牙髓病变性质和确定患牙部位。

(1)温度测试法:是根据患牙对冷或热刺激的反应来检查牙髓状态的一种诊断方法。正常牙髓对20~50 ℃的温度刺激有一定的耐受性,不会引起牙痛,10~20 ℃冷水和50~60 ℃热水的刺激一般也不引起牙痛。因此,温度测试常用低于10 ℃的冷刺激和高于60 ℃的热刺激测试牙髓反应,以判断牙髓情况。牙髓炎症时,对温度的耐受性降低,较为敏感;牙髓变性或坏死时,则对温度刺激反应迟钝或消失。由于存在个体差异,测试时需与对照牙

(对侧1~2颗正常的同名牙或邻牙)进行对比测试。温度测试法诱导患牙出现激发痛且延续时,才有明确的诊断意义。

1)冷诊法:选用低于10 ℃的冷刺激源作用于牙面,观察患者的反应。刺激源为小冰棒、无水酒精、氯乙烷时,测试时应吹干测试牙并隔湿,将冷刺激物置于测试牙的唇颊面中1/3区。刺激源为冷水时,测试时应先调节椅位,使患者张口时,后牙处于最低位。冷水喷注时,由低位牙开始缓慢向高位牙喷注,同时观察喷注部位和患者反应。

2)热诊法:刺激源可选用热牙胶、热水或热金属器械等,作用于牙面,进行牙髓活力测试。热诊测试时,先隔离唾液,擦干被试牙面后涂一薄层凡士林,将牙胶条的一端在酒精灯上加热变软,以不冒烟为准(约60 ℃),立即置于被测试牙的唇颊面颈1/3区并观察患者反应。测试区的牙体组织要完整。

3)冷热诊测试结果和临床意义如下。①正常:冷热诊测试有反应,反应程度同对照牙,表示牙髓活力正常。②敏感:比对照牙反应强烈。冷热诊出现疼痛反应,刺激去除后疼痛即刻消失,表示存在牙髓充血;冷刺激引起剧痛,刺激去除后疼痛仍持续一段时间,表示处于牙髓炎浆液期;而化脓性牙髓炎,则热刺激引起疼痛,冷刺激反可缓解疼痛。③迟钝:有反应,但比对照牙反应弱。冷热刺激需持续一段时间才会出现弱于对照牙的反应。④无反应:冷热诊如无反应,表示牙髓已坏死。⑤迟缓性痛:刺激去除后一会儿患牙才逐渐出现疼痛反应,并持续一段时间。对牙髓坏疽的患牙进行热诊测试时,可出现迟缓性痛。临床记录应写明测试的具体情况。根据测试结果分别记录为“冷热诊反应正常”“冷热诊激发痛”“冷热诊无反应”“冷热诊反应迟钝”“冷诊疼痛缓解,热诊激发痛”等。

(2)牙髓活力电测试法:是通过观察牙齿对不同强度电流刺激的耐受程度对牙髓状态进行判断的方法。

原理与温度测试相似,只是测试的刺激源不同。检查时,有活力的牙髓在不同强度电流刺激下,患者可感觉到牙齿有刺麻感。

不同的个体,牙齿对电流刺激强度的耐受程度存在一定差异,为防止这种差异的干扰,应先测试健康的对照牙,后测试可疑牙。将测试结果进行比较,推断患牙牙髓的活力。

电活力测试器种类很多,使用时应先阅读产品说明书,熟悉仪器性能及具体操作方法。操作前向患者说明检查目的,嘱患者有“刺麻感”时举手示意。操作时先隔离唾液,擦干被试牙面。在探头上涂以薄层牙膏或用小棉球蘸生理盐水放置于被测牙面上作为电流导体，将牙髓活力电测仪的工作端放于测试牙齿唇（颊）面颈 1/3 处，逐渐加大电流强度，当患者有感觉时，将工作端移离牙面并记录读数。一般重复 2～3 次，取平均值。

测试结果判读：①测试电流强度与对照牙相同，表示牙髓活力正常；②测试电流强度低于对照牙，牙髓敏感，则牙髓感受性增强；③测试电流强度高于对照牙，牙髓反应迟钝，表示牙髓有变性改变；④若测试电流强度达最高读数仍无反应，表示牙髓无感觉，牙髓已经坏死。临床记录分别为“电测试反应正常”“电测试反应敏感”“电测试反应迟钝”“电测试无反应”。

一般认为，牙髓活力电测试在判断牙髓是死髓还是活髓时，较为可靠。

（3）注意事项：在临床上进行牙髓活力测试时，要注意以下几点。①患者在检查前不能使用麻醉剂、止痛剂或酒精饮料。②伤后的牙在 6 周以内或更长时间（12 周以内），牙髓神经可呈暂时休克状态，可出现假阴性结果。③根尖未发育完全的年轻恒牙，牙髓活力测试无意义。④温度测试刺激源及电测仪探头或电极不能接触到大面积金属修复体或牙龈。⑤热测试时要避免损伤牙周和黏膜组织。⑥因牙髓电测仪会干扰心脏起搏器的工作而诱发心律失常，安装心脏起搏器者禁用。

牙髓活力测试不能作为诊断的唯一依据，因为牙髓活力测试可能会出现假阳性或假阴性结果，诊断时还需结合病史和其他检查结果，进行全面分析。

2. 诊断性备洞　当临床上难以准确判断牙髓状况时，可采用此诊断方法。有活力的牙髓，对备洞时钻磨牙本质的刺激会产生酸痛感，越接近髓腔疼痛越明显。牙髓坏死时，则无反应。此方法诊断结果还应结合其他检查方法进行进一步诊断。

3. 局部麻醉法　急性牙髓炎产生放散性疼痛，当无法确定患牙位于上颌还是下颌时，临床上难以定位三叉神经痛的神经支时，也可用分支麻醉法鉴别。可行三叉神经某一支的阻滞麻醉。依据疼痛停止与否，则可判断患牙所在神经支配位置。

4. 激光龋齿探测仪　激光龋齿探测仪是近年来出现的一种便携式龋齿探测仪。原理是用激光激发荧光诊断龋齿。可将龋损程度数值化，故有助于对早期无洞型龋损的诊断。

5. X 射线检查　X 射线检查是一项重要的辅助检查方法，口腔内科常用口内片、全口牙位曲面体层片（全景片）及锥形束 CT（CBCT）。

口内片分为根尖片、咬合翼片和咬合片。根尖片可同时检查牙冠和牙根，应用最广。

咬合翼片可同时观察上、下颌牙冠，用于检查邻面龋和修复物，但不能检查牙根。

咬合片有上颌前部殆片、上颌后部殆片及口底片。可用于检查上颌骨、下颌骨病变；埋伏牙定位及下颌下腺导管结石等。

全景片可观察和了解全口牙和牙槽骨的状况。

X 射线片存在影像重叠，变形失真等问题，且组织破坏到一定程度才能在 X 射线片上反映出来。因此，必须结合其他临床检查才能得出确切诊断。

CBCT 可用于牙体、牙根、根管系统、根尖周、牙槽骨及颌骨等组织的结构检查。CBCT 解决了影像重叠，提高了清晰度。必要时可作为进一步检查的手段选择。

X 射线检查可应用于以下方面。

（1）辅助诊断：在牙体牙髓病、根尖周病、牙周病及颌面外科疾病等诊断时，为辅助诊断的重要检查手段之一。①牙体牙髓病：发现龋病病变和确定其部位及范围，如邻面龋、根面龋、继发龋、潜行龋、隐匿龋等在临床上难以发现的龋病。发现牙体发育异常如畸形中央尖、畸形舌侧窝等。了解髓腔的状况如髓腔大小、根管数目、形态、长度、根管弯曲情况、髓石、牙内吸收及根管长度测定等。辅助诊断有无髓腔穿通和根管内器械的折断。检查根管充填的效果。②根尖周病：根尖发育情况、各种根尖周病变如根尖周肉芽肿、根尖周脓肿、根尖周囊肿等，也可观察根尖周病的恢复情况。③牙周病：了解牙槽骨破坏的程度和类型。④颌面外科疾病：阻生牙、埋伏牙、先天性多生牙或缺牙、牙萌出状态、颌骨结构及病变等。

（2）指导治疗：治疗前后及时复查 X 射线片，有助于指导治疗、评估治疗质量、疗效追踪等。X 射线资料也是病历资料的重要部分之一。

目前临床上已使用 X 射线直视摄影机（RVG）检查。RVG 拍摄后能将信号传入计算机内进行图像转换处理，在荧光屏上显示牙体和牙周组织的影像，可根据需要，对检查区进行放大、伪彩色等处理，以便清楚地了解病变，并可将影像打印出来。RVG 更新了传统牙片投照的观念，其成像速度快，无须使用胶片和化学冲洗，减少了环境污染，同时也拓宽了诊断范围，减少了患者所吸收的 X 射线剂量。

6. 实验室检查　实验室检查包括血液检查、口腔微生物涂片和培养、活体组织检查、脱落细胞学检查等。但对一般门诊患者,这些检查不列入常规检查项目,在临床上可根据病情选择相关项目进行检查,协助诊断和治疗。

(1)血液检查:常用血常规检查、凝血系列检查、生化检查等。

急性化脓性炎症、较严重的口腔黏膜溃疡,应做血常规检查,包括白细胞计数及分类计数,以了解炎症状态及机体对炎症的反应,指导全身用药。

牙龈出血、口腔黏膜或皮肤上有出血点、瘀斑,应做血常规、出凝血时间、血小板计数检查,以排除其他血液系统疾病。

根尖外科手术前常需进行血常规及凝血系列检查,出现不宜手术指标,如中性粒细胞计数和百分比增高、血小板减少、凝血时间异常等,则不能或暂缓手术治疗。

对可疑有传染病患者,应做相应的检查。如疑为乙型肝炎患者,检查还应包括乙肝两对半定量的检查、乙肝病毒 DNA 定量的检查等;疑似为艾滋病患者,检查还应包括 HIV 检测等。

(2)脱落细胞学检查:从病损表面刮取少许组织,做涂片固定染色后,观察表面脱落细胞的形态进行病理学诊断。此法简便,损伤小,能在短时间内初步确定疾病为良性还是恶性。但此检查方法亦有漏诊可能,即使未发现癌细胞,也不能排除癌瘤的存在,仍需进行活体组织检查。

(3)活体组织检查:从病变部位取具有代表性的一小块组织制成切片,镜下观察细胞形态及结构,进行病理学诊断,必要时手术中也可采用冷冻切片检查。

适应证:①判断肿瘤性质、浸润情况。②判断口腔黏膜疾病是否为癌前病变者,有无恶变倾向。③确定是否为特殊感染,如梅毒、结核等。④术后对手术切除标本检查,以进一步明确诊断,指导治疗。

取材方法为:用 75% 乙醇消毒病损表面,局麻下在病损最典型处或恶变的可疑处做梭形切除,注意必须避开已坏死组织和重要的组织结构,注意术中出血。切下的组织立即固定在 10% 甲醛液中,并填写病理检查申请表送病理科检验。病变小、有蒂和包膜完整的病变应全部切除。

(4)细菌学检查:包括涂片、细菌培养、药敏试验等。

有些口腔黏膜病变需做细菌学检查确定诊断。例如口腔黏膜和牙龈出现糜烂、溃疡、假膜、坏死时,可行细菌涂片和培养检查,明确诊断,同时做药物敏感试验,以便选用有效药物提高疗效。

在治疗难治性根尖周炎时,可以根据感染根管细菌学检查结果指导用药。

7. 光纤透照检查法　此检查方法是用光导纤维透明光源透照牙齿，对牙隐裂、直视不易发现的龋坏及牙髓坏死引起的髓腔着色有较高的诊断意义。检查应在暗室内进行，透照前牙时光源置于牙的舌侧，透照后牙时光源置于牙的颊侧。此法有助于牙隐裂和早期龋的诊断。牙隐裂患牙因强光不能透过，故光源侧牙体组织发亮，远离光源侧牙体组织发暗。

8. 穿刺检查法　穿刺可了解肿块或肿胀组织内容物的性质，是诊断和鉴别诊断的一种方法。穿刺方法如下。

(1) 向患者解释，消除其顾虑，取得患者合作。

(2) 常规消毒皮肤和黏膜，铺无菌巾。

(3) 局麻下，用左手示指和中指固定穿刺部位，右手持针管(8～9 号注射针)，刺入肿胀部位一定深度，回抽液体。

(4) 拔出针头，压迫止血，包扎纱布。

(5) 肉眼观察抽吸液体性状。可初步判断为囊液、脓液、血液等。含血囊液为暗红或棕红色。

(6) 镜下观察，囊液有胆固醇结晶和少量炎症细胞。如为脓液，急性炎症以中性粒细胞为主，慢性炎症以淋巴细胞为主；如为血液，主要是红细胞。

9. 口腔内镜检查　口腔内镜又称口腔内摄像系统，是用于口腔科的视频影像系统。通过逼真的影像显示口腔内牙体、牙周组织和口腔黏膜的病变和治疗过程。多数口腔内镜可与 X 射线数字图像系统配套使用，将图像在荧光屏上显示。主要用于临床教学、医患间的交流、沟通、进行口腔健康教育等。

第二节　口腔医疗文件书写

一、病历记录项目

所有医疗文件均可以归纳为病历。病历是医疗工作的档案，它既是疾病检查、诊断和治疗的记录，也是检查医疗质量的重要依据。在一定情况下还具法律效力，可作为判断医疗纠纷的原始资料。病历是临床经验和实践的总结，可用于探索疾病的发生和发展的规律，也是科学研究的原始记录,可作为各种医学统计的参考。因此,医师必须严肃认真地书写病历,记录内容务求准确、清晰、完整、简明、扼要、重点突出。禁止涂改、伪造。

口腔内科病历以门诊病历为主,住院患者的病历,按住院病历书写规范要求书写。口腔内科病历基本内容和书写要求如下。

(一)一般项目

一般项目包括姓名、性别、年龄、民族、职业、工作单位、婚否、住址和电话号码、门诊号及药物过敏史等。这些项目与疾病的发病率、职业病、流行病的发生有一定的关系,要准确记录在病历首页上。

(二)主诉

主诉是指患者就诊时的主要症状、发生部位及发生的时间,要简单扼要记录。以患者的角度,用一句话来描述本次就诊的主要原因。例如:左下后牙疼痛 2 d。

(三)病史

1. 现病史　是根据主诉,按症状发生的时间顺序,记录本次疾病的发生、发展的过程:疼痛性质、部位、变化、加重或缓解因素;曾做过的治疗及疗效等。有意义的阴性结果也应记录。要求文字简洁,有逻辑性。

2. 既往史和家族史　既往史和家族史记录内容,是指与现有口腔疾病的诊断和治疗有关的既往史和家族史。如个别前牙变色,要了解有无外伤史;氟牙症要记录生活史,牙颌畸形要记录家族史等。此外,还应记录有无药物过敏史、传染病史、严重心脑血管疾病史、特殊用药史、出血史等。

(四)口腔检查记录

在全面检查的基础上,重点记录主诉和现病史所反映的体征。按顺序记录口腔检查的结果,注意常见病和多发病。记录顺序为先颌面,后口腔;先牙体后牙周、黏膜。记录主诉牙应先记录牙位,再记录一般检查结果,如视诊、探诊、叩诊、扪诊、咬诊、松动度的情况;然后再记录特殊检查结果,如牙髓活力测试及 X 射线片的表现。结合病史也应记录有意义的阴性所见。

(五)诊断

将主诉牙的牙位和疾病名称记录在病历右下方。疾病名称要以全国科学技术名词审定委员会公布的医学名词为准,不可将患者的主诉或症状,如牙痛、龋洞、出血等作为诊断名称记录。

如果患者存在多种口腔疾病，要把与主诉相关的疾病列为第一诊断写在最前，其他诊断根据严重程度顺序排列写在其后。如第一次不能确诊时，可暂写初步诊断或印象，并根据需要做进一步检查、观察或会诊，确定诊断后重新记录。

（六）会诊记录

目前，医学领域中，学科日趋分化，也产生了许多新学科。医学科学与相关学科相互渗透，医学认识手段的现代化，使对疾病的认识也趋向于社会化。在一定程度上摆脱了对个体经验的过分依赖，加强了分工协作。不同专业共同参与对疾病的考察，以及他们之间实现认识上的互补，为多学科参与医学实践、为心理学家和社会学家参与医学认识与实践均提供了可能。

当患者所患疾病超出某一专科范围时，就需与其他专科合作进行会诊。请他科会诊时，要书面写明患者所患疾病，本科检查结果和治疗情况，提出会诊目的和要求。会诊结果记录在病历上，以便诊治时参考。

（七）治疗计划

明确诊断后，根据病情及患者需求制订治疗计划。先解决主诉问题，再解决功能、美观及其他问题。初步治疗计划是依据现有病情及患者需求所制订，但病情是发展变化的，患者的需求也可能发生变化。因此，在整个治疗过程中，还应对治疗计划进行适时修改。

（八）知情同意书

随着社会生产力的发展与生活水平的提高，人们的健康需求也日益多样化，已不再仅仅满足于对疾病的防治，而是积极地要求提高健康水平和生活质量，还要求和谐的人际关系和社会心理氛围。

现代医学模式为生物心理社会医学模式，其内涵将医患关系定位为平等的医患关系。患者在医疗过程中的主体平等地位和知情同意权已被写入很多法律。

医患双方共同参与医疗全过程。要保证患方的知情同意权、自主选择、个人隐私权、人格尊严权等权利不受侵犯。此外，医疗过程中也存在各种风险，这种风险也应该由医患双方来共同承担。为保障医患双方权利，由此催生了医疗活动的知情同意书，来约束双方履行约定的或法定的义务。

需要明确的是,在发生医疗意外、医疗差错或医疗事故时,知情同意书的签署并不能使医疗机构或医疗人员完全免责。

知情同意书签署前,要进行充分的医患交流。医患关系是平等的,医师有责任和义务让患者及家属了解患者病情现状、治疗需求、可选择的治疗方案、价格、预期治疗效果等,以取得患者的配合治疗。

不同情况、不同治疗方法其知情同意书内容各异。知情同意书除包括患者一般资料外,还应包括以下主要内容。

1. 病情状况　明确告知患者本人或家属疾病的基本信息(什么疾病、严重程度、治疗方法及程序、预后情况等)。表述言语、文字要科学、规范,不夸大,不轻描淡写。说明事实,及时沟通(因为病情是随时变化的)。

2. 检查　需要做哪些检查、为什么检查、有何风险等,所做的一切让患者知道、感觉到、看到、得到。

3. 治疗　现代医学的发展为疾病的治疗提供了多方面的选择。包括治疗手段、服务、材料等。向患者提供可供选择的治疗方案,并说明其利弊与风险。

4. 预后　要客观、科学地向患者交代预后。尤其是治疗后对功能、美观等方面的影响是患者最关心的问题,要向患者或家属客观、科学地解释清楚。

5. 费用　医疗费用包括多个方面。直接费用如手术费用、消耗材料、加工费等。还包括选择性特殊医疗及服务费用等。其他费用还包括如设计费、会诊费、选择性特殊医疗费及服务费用等。

6. 可能出现的非意愿状况　要在治疗开始前,向患者或家属交代清楚在治疗过程中及治疗后,可能发生的一些非意愿状况。一旦出现非意愿状况,可采用的挽救措施及可能发生的后续费用等。表述一定要客观、准确。轻描淡写,不能够引起患者重视;说的过于严重,会增加患者心理负担和恐惧,导致患者失去治疗信心。过于强调或被患者认为医师在推卸责任,引起患者不满而导致不能很好地配合治疗。

7. 特殊需求　有些患者会有某些特殊医疗需求,如医师的选择、特殊材料的选择、特殊医疗环境的选择、时间的选择等医疗服务方面的;还有功能、美观、保健等方面的特殊需求。如有特殊需求,应在知情同意书中写明。

以往口腔门诊多采用口头告知形式,一旦发生医疗纠纷则很难说清楚。所以,现在多采用书面告知形式,即签署知情同意书。对知情同意书的内容，都要逐条解释，语言通俗，表达清楚。不要误导患者或家属。

知情同意书填写要完善，要有“以上内容本人已全部理解”。最后，患者或家属要在“同意配合治疗”或“不同意继续治疗”一栏签字。

（九）治疗记录

治疗记录是重要的病历资料，应记录诊疗过程中的关键步骤及其所见、下次复诊时间及拟行治疗方法等。

龋病治疗应记录去除腐质的情况（腐质的量、干湿状况、达到深度、敏感程度、有无露髓）、所用材料及所做治疗等。

牙髓病应记录是否麻醉、开髓情况、出血情况（有无出血、出血量及颜色）、取出牙髓外观、根管情况（数目、通畅度、根管预备情况）等。

牙周病应记录治疗方法、操作过程中的出血情况及患者反应、治疗中所见的其他情况等。

口腔黏膜病应记录治疗方法或药物、注意事项等。

复诊治疗记录项目应包括日期、牙位、前次治疗的反应、病情变化及检查结果，本次治疗的措施、所用药物和剂量、下次复诊的时间和拟采用的治疗方法。

每次治疗记录都是后续治疗的重要参考依据。因此，记录要完整清楚，内容应简明扼要。

（十）医师签名

所有病历资料均须有诊治医师签字，医师应字迹清楚地签署全名。实习和进修医师书写的病历记录必须有指导医师签名，以示负责。

二、电子病历

电子病历是由医疗机构以电子化方式创建、保存和使用的，重点针对门诊及住院患者（或保健对象）临床诊疗和指导干预信息的数据集成系统，是患者在医疗机构历次就诊过程中产生和被记录的完整、详细的临床信息资源。电子病历内容的书写要求与病历书写规范要求一致。电子病历系统（electronic medical record，EMR）是医学专用的软件系统，医院通过电子病历以电子化方式记录患者就诊的信息，包括首页、病程记录、检查及检验结果、医嘱、手术记录、护理记录等，其中既有结构化信息，也有非结构化的自由文本，还有图形图像信息，运行中涉及患者信息的采集、存储、传输、质量控制、统计和利用。作为医疗过程中的主要信息源，电子病历提供超越纸张病历的服务，满足医疗、法律和管理需求。

（一）电子病历涉及系统及接口

（1）与HIS系统实现ADT（入出转）接口。

（2）与HIS系统实现医嘱接口。电子病历可以有独立的医嘱录入系统，即独立的医师工作站。

（3）与LIS系统实现检验报告接口，电子检验申请接口。

（4）与PACS系统实现检查报告接口，电子检查申请接口。

（5）与病案系统实现病案统计接口。病案统计一般独立于电子病所和HIS，数据来源于电子病历HIS数据点。

（6）门诊电子病历还需与分诊叫号实现叫号接口。

（7）根据具体情况，还可能与手术麻醉系统、ICU系统等有相应接口。

（二）主要功能

（1）支持病历文档的结构化存储。

（2）支持丰富的病历模板库（简单元素库、复杂元素库、小模板库、大模板库、常用语库）。

（3）支持必填项检查。

（4）支持各种医学专用表达式（例如月经史、龋齿位置、牙周检查大表的公式表述）。

（5）支持病历文档三级审核功能。

（6）支持修改痕迹保留，保留各级医师的修改痕迹。

（7）时效控制机制，采用工作流主推模式，任务自动提示，及时提醒和催促医务人员，按时、按质、按量完成病历书写工作，有效地避免病历文档的缺写、漏写、延时书写。

（8）支持数据元素绑定、实现多文档同步刷新技术。

（9）表格处理能力（可以方便地制作表格病历），支持表格嵌套等功能。

（10）支持对于输入的数值进行合法性校验、检查。

（三）优缺点及意义

电子病历主要有以下优点。

1. 传送速度快 医务人员通过计算机网络可以远程存取患者病历，能迅速把数据传往需要的地方。在需要时，电子病历中的资料可以及时地查出并显示在医师的面前。

2. 共享性好 常规病历记录及检查结果通常只保存在经治医院，如果患者到其他医院就诊则需要重新进行检查，在浪费宝贵医疗资源的同时还给患者增加了不必要的负担。电子病历则能够克服这些不足，患者在各个医院的诊治结果可以通过医院之间的计算机网络或患者随身携带的就诊卡来传输，病历内容的共享将给医疗工作带来极大的方便。

3. 存储容量大 计算机存储技术的进步使得电子病历系统数据库的存储容量可以是没有限制的。

4. 使用方便 通过电子病历系统，医务人员可以方便地存储、检索和浏览病历，也可以方便、迅速、准确地开展各种科学研究和统计分析工作，大大减少人工收集和录入数据的工作量，极大地提高临床科研效率。

5. 成本低 电子病历系统一次性投资建成后，使用中可以降低患者的费用和医院的开支。

电子病历也有相应的缺点，比如：需要大量的计算机软硬件投资和人员培训；计算机一旦发生故障，将造成系统停顿，无法进行工作，需要保存手工的原始记录方式；将病历数据输入计算机时出现的各种错误超过时限后修改受限，输入时需要严格的检查，以防止发生差错和事故。

电子病历系统可以为病历质量监控、医疗卫生服务信息及数据统计分析和医疗保险费用审核提供技术支持，包括医疗费用分类查询、手术分级管理、临床路径管理、单病种质量控制、平均住院日、术前平均住院日、床位使用率、合理用药监控、药物占总收入比例等医疗质量管理与控制指标的统计，可用于指导建立医疗质量考核体系，提高工作效率，保证医疗质量，规范诊疗行为，提高医院管理水平。

第二篇

成人牙病

第三章 牙齿疾病

牙齿疾病主要包括龋病、牙髓病和根尖周病及牙体硬组织非龋性疾病,其中牙体硬组织非龋性疾病包括的病种很多,以牙外伤为最常见。龋病、牙髓病和根尖周病及牙外伤在口腔临床上属于常见病、多发病,而且是口腔门诊患者就诊率很高的疾病。本章包括龋病、牙髓病、根尖周病及牙外伤4节内容,涉及这几种疾病的病因、临床表现及治疗原则等方面。

第一节 龋 病

龋病是在以细菌为主的多种因素影响下,牙齿硬组织发生慢性进行性破坏的一种疾病,是牙体硬组织的细菌感染性疾病,龋病发生的多种因素主要包括细菌和其生长环境、食物以及牙齿和其所处的环境等。

患龋病时,牙齿硬组织的病理改变涉及牙釉质、牙本质和牙骨质,临床特征是牙齿硬组织发生颜色、形态及质地的变化。在成年人的龋齿大多进展缓慢,从仅有色泽改变的初期龋发展到形成有实质性缺损的龋洞需1.5~2年时间,这一慢性过程因自觉症状不很明显,所以往往得不到患者的重视,但龋洞一旦形成,只有在极少数的特定条件下才能静止,绝大多数会呈进行性的发展,在向牙体深部发展的过程中,可引发牙髓病、根尖周病等极端痛苦且严重影响身体健康的一系列并发症,龋病的发展可使牙齿不断破坏,最终导致牙齿的丧失,破坏了咀嚼器官的完整性,直接影响食物的消化吸收,进而影响全身健康。

龋病是人类的常见病、多发病之一,在各种疾病的发病率中,龋病位居前列。但是由于其病程缓慢,一般情况下不危及患者生命,因此没有受到人们的重视。实际上龋病给人类造成的危害很大,世界卫生组织(WHO)把龋病列为继心血管疾病和癌症之后的三大非传染性重点防治疾病之一。龋病发病率随着人类进化及经济活动的发展,特别是食物摄入量的增加而升高。

随着公共口腔健康措施的实施,生活水平的改善,个人保健意识的提高,许多发达国家龋病流行情况出现下降趋势。在我国,20 世纪 80 年代前的近 40 年间,龋病流行趋势平稳,无急剧增长迹象。龋病的发病率在城乡之间、性别之间及各年龄阶段有所不同。大多的调查资料显示,龋病的发病率城市高于农村,女性高于男性;乳牙萌出后不久即可发生龋病,6 ~ 12 岁时达到高峰,随着乳牙的逐渐脱落,患龋率有所下降;恒牙的龋病从 6 ~ 7 岁开始发生,以后逐年上升,成年时期比较稳定;中年以后,由于牙龈退缩致牙根暴露,中老年牙根患龋的发生率达到高峰。第三次全国口腔健康流行病学调查显示,各年龄组均有较高的患龋率,其中,5 岁组为 66%、12 岁组为 28.9%、35 ~ 44 岁组为 88.1%、65 ~ 74 岁组为 98.4%,各年龄组人群所患的龋齿中 80% 以上未治疗。

一、病因

龋病的病因十分复杂,是一种多因素性疾病,目前比较认可的发病因素是龋病的病因四联因素理论。有 3 种相互作用的主要因素在疾病发生过程中起作用,包括宿主、微生物和食物,只有 3 种因素并存,龋病才有可能发生,这是三联因素理论,除此之外,学者们认为时间因素也必须考虑在内,从而将三联因素发展为四联因素。

(一)细菌因素

大量研究证据已经表明,细菌的存在是龋病发生的先决条件。口腔中的主要致龋细菌是变异链球菌,其次是乳杆菌和放线菌,这些细菌的致龋特点是利用蔗糖的产酸能力、耐酸能力及对牙齿表面的附着能力。细菌致龋的生态环境就是黏附在牙齿表面形成牙菌斑,没有牙菌斑就不会产生龋齿。

(二)食物因素

细菌在龋病发病过程起着重要的作用,但是研究发现在不同地区生活的人群,其患龋率有很大差别,食糖摄入水平与龋病发病呈正相关。食物与龋病的关系十分密切,随着人类进化,食物越来越精细,食糖摄入量增加,使得龋病发病率增加。糖的致龋作用与其种类、摄入量和摄入频率有关。蔗糖是主要致龋糖类,被致龋菌利用而产生各种有机酸,酸可使牙齿硬组织脱落进而导致牙齿组织丧失,形成龋洞。

(三)宿主因素

宿主因素是指宿主对龋病的易感程度。宿主易感性包括唾液的流速、流量、成分,牙齿的形态与结构,以及全身状况等。牙齿是致龋菌攻击的靶点,形态复杂、排列拥挤的牙齿因易使细菌滞留而易发病;唾液的理化性质、分泌量与龋病的发生之间关系也很密切,口干症患者、头颈部放射治疗后的患者,由于唾液腺发生病理性破坏而致唾液分泌量减少,全口牙齿在短时间内可发生猖獗性龋坏,称为猖獗龋。全身状况与龋病发病有一定关系,全身状况受到营养、内分泌、遗传、免疫状态和环境等因素影响。

(四)时间因素

龋病发病的每一个过程都需要一定的时间才能完成,成熟恒牙的龋齿从仅有色泽改变的初期龋发展到形成有实质性缺损的龋洞需 1.5~2 年时间。

二、临床表现

(一)好发牙齿及好发部位

1. 龋病好发牙齿　由于不同牙齿解剖形态和生长部位的特点,龋病在各牙的发生率存在着差别。大量流行病学调查资料表明,龋病的牙位分布基本是左右侧对称,下颌多于上颌,后牙多于前牙,下颌前牙患龋率最低。

恒牙患龋率顺序为:36,46>37,47>16,26>17,27>15,25,35,45>11,12,13, 21,22,23>31,32,33,41,42,43。

2. 龋病好发部位　龋病的好发部位与食物是否容易滞留有密切关系。牙齿表面一些不易得到清洁,细菌、食物残屑易于滞留的场所,菌斑积聚较多,容易导致龋病的发生,因此牙齿的窝沟点隙是龋病的最好发部位,其次的好发部位是牙齿的邻面和牙颈部,再次是颊面。老年人由于牙龈萎缩、牙根外露,邻面和牙颈部龋发生率较高。此外,在牙齿排列拥挤的部位也易发生龋坏。临床检查时应重点检查这些好发牙齿及好发部位。

(二)龋病的临床表现

患龋病时,牙齿硬组织的病理改变涉及牙釉质、牙本质和牙骨质,临床特征是牙齿硬组织发生颜色、形态及质地的变化。通常以质变为主,色、形变化是质变的结果，随着病程的发展，病变由牙釉质进入牙本质，组织不断被破坏、崩解而逐渐形成龋洞。临床上常根据龋坏病变的深度分为浅、中、深龋。

1. 浅龋　浅龋是指龋损只限于牙釉质或牙骨质内的早期病变。患者一般无主观症状，遭受外界的物理和化学刺激如冷、热、酸、甜刺激时亦无反应。一般在临床体检时仔细检查才能发现。牙齿平滑部位的浅龋一般呈白垩色点或斑，无肉眼可见的形态缺损，探诊粗糙；窝沟部位的浅龋呈黑褐色斑点，探针尖可探入被牵拉。早期诊断疑为浅龋时，可定期追踪复查，或者借助其他诊断手段。

2. 中龋　当龋病进一步发展到牙本质浅层时，牙齿的色、形、质均发生明显改变。患者对冷、热、酸、甜刺激（尤其是酸甜等化学刺激）敏感，刺激消除后症状立即消失。临床检查时，龋洞中除有病变牙本质外，还有食物残渣等，探诊时洞底质软、有酸痛感。去除龋坏组织后，见洞深达牙本质浅层，即可确诊为中龋。

3. 深龋　龋病进展到牙本质深层时即为深龋。患者自觉症状更加明显，主要表现为患牙对冷、热刺激，尤其是对冷刺激敏感，程度比中龋强烈。当食物嵌入龋洞时，可引起剧烈疼痛，致使患者不敢用患侧咀嚼。临床检查时，可见很深的龋洞，探诊洞底或用冷水滴入龋洞感到敏感或疼痛，而用冷热刺激测试正常牙面时感觉正常，在去除龋坏组织后，见洞深已达牙本质深层，但未穿透牙髓腔，即可诊断为深龋。

深龋诊断中，最关键的问题是鉴别牙髓状态，如错误地将已穿髓的深龋洞、牙髓已感染或坏死的龋洞当作深龋予以充填，则可引起严重的并发症，给患者带来极大痛苦。所以，诊断深龋时应排除牙髓疾病，鉴别诊断见牙髓病章节。

发生在咬合面窝沟部位的龋洞呈潜行性破坏，洞口小、洞底大，治疗术中所见的实际龋洞明显变大，引起患者误解。牙齿邻接点下的龋洞有时不易发现，拍 X 射线片可明确诊断。

三、治疗原则

龋病的治疗目的是终止龋病的发展，保护牙髓的正常活力，恢复牙齿的外形和功能，维持与邻近软硬组织的正常生理解剖关系。龋病的治疗原则是针对不同龋损程度的患牙采用不同的治疗方法。龋病治疗主要有两类,一类是非手术治疗,一类是手术治疗。

(一)非手术治疗

龋齿的非手术治疗是采用药物或者再矿化等技术终止或者消除龋病的治疗方法。适应范围有限,主要适用于:牙釉质早期龋损,牙体组织未见缺损;静止龋损,龋损因素已经去除;口腔内暂时需要保留的乳牙,牙齿形态已经被破坏。常用的药物有氟化物、硝酸银和再矿化液,使用方法为龋坏部位的局部涂擦。

(二)手术治疗

对已形成实质性缺损的牙齿,手术治疗是治疗龋病的最主要手段。对患牙先去除龋坏组织和失去支持的薄弱牙体组织,并按一定要求将窝洞制成合理的形态,然后以充填材料填充或其他特定方式恢复其固有形态和功能达到龋病治疗的目的。手术治疗的方法包括充填术、黏接修复术、嵌体修复术和冠修复术,其中,充填术和黏接修复术是我国临床最常用的技术。充填术是传统的治疗技术,它采用牙体外科的手术切割技术,去净龋坏组织、按窝洞的设计及制备原则将剩余牙体组织制备成具有机械固位的规定形状(即窝洞,cavity),用具有可塑性的牙科填充材料充填到窝洞中,以恢复牙齿的形态和功能。充填术最常用的充填材料是银汞合金,它历史悠久,价格较低,使用广泛,但因色泽不美观,一般用于后牙。黏接修复术于20世纪60年代开始在临床应用,它对传统的以机械固位方法为主的充填术提出了挑战,牙体制洞的经典技术已逐渐被黏接技术所取代。黏接修复技术的优势主要表现在以下方面:更多地保留了健康牙体组织,减少了充填体与牙体组织之间的微渗漏,更有效地防止继发龋的产生,减少了牙体崩裂的危险性。光固化复合树脂是黏接修复术的最常用材料,它是一种高分子材料,其色泽酷似自然牙,是一种较理想的修复材料,既可用于前牙,也可用于后牙。随着复合树脂材料和黏接剂的持续改进,复合树脂黏接修复技术已成为修复龋损的最主要技术。

第二节　牙髓病

牙髓组织位于由牙本质围成的牙髓腔内，仅借狭窄的根尖孔与根尖周组织相连。牙髓作为一种疏松结缔组织，所含的细胞、血管和神经对环境变化的反应与其他疏松结缔组织的反应基本相同。牙髓病是指发生在牙髓组织的疾病，是发病因素、病理机制非常复杂的病损，其发病机制尚不完全清楚，并未形成成熟的理论。目前认为引起牙髓病的原因主要有细菌、物理和化学刺激以及免疫反应等，其中细菌因素被认为是主要因素。根据牙髓病的临床表现及治疗预后分类：可复性牙髓炎、不可复性牙髓炎、牙髓坏死和牙髓钙化及牙内吸收。不可复性牙髓炎是临床最常见的牙髓疾病，包括急性牙髓炎、慢性牙髓炎、逆行性牙髓炎。本节将重点讨论临床就诊率最高的急性牙髓炎和慢性牙髓炎两种疾病。

一、病因

（一）微生物感染因素

感染是牙髓病的主要致病因素。目前认为，根管和根尖周的感染是以厌氧菌为主的混合感染，厌氧菌在牙髓病和根尖周病的发生和发展中具有重要作用。感染途径包括牙本质小管暴露、牙髓暴露，牙周袋途径及血源感染，其中细菌侵入的最主要途径是通过近髓的深龋洞，牙髓病大多是龋病的继发病。此外，在牙周病时，深牙周袋中的细菌可以通过根尖孔或侧支根管进入牙髓，引起牙髓感染。这种由牙周途径导致的牙髓感染称逆行性牙髓感染，所引起的牙髓炎称为逆行性牙髓炎。

（二）物理因素

造成牙髓疾病的物理因素主要有创伤、温度刺激、电流作用等。交通事故、运动竞技、暴力斗殴或咀嚼硬物均可导致急性牙外伤；创伤性咬合、磨牙症、窝洞充填物或冠等修复体过高都可引起慢性的咬合创伤。用牙钻备洞特别是未用冷却剂时温度刺激可导致可复性牙髓炎，甚至不可复性牙髓炎，产热是备洞时造成牙髓损伤的主要原因。

（三）化学因素

绝大部分的化学因素是医源性，主要与充填材料有一定的毒性、垫底材料选择和使用不正确、酸蚀剂和黏合剂的刺激作用、消毒药物使用不当等因素有关。

二、临床表现及诊断

（一）可复性牙髓炎（牙髓充血）

可复性牙髓炎是指在临床实际工作中，能去除作用于患牙上的病原刺激因素同时给予患牙适当的治疗后，患牙的牙髓可以恢复到原来的状态牙髓初期炎症，以血管扩张、充血为主要病理变化，故也将此病称为牙髓充血。可复性牙髓炎的临床症状为当患牙受到冷、热温度刺激或者酸、甜化学刺激时，立即出现瞬间的疼痛反应，尤其对冷刺激更加敏感；刺激一旦去除，疼痛随即消失；患牙没有自发性疼痛。绝大部分患牙临床检查时可发现有深龋洞，去净腐质后未及牙髓，探洞底敏感；用冷热刺激测试患牙正常牙面，可出现一过性敏感症状。临床上需注意与慢性牙髓炎鉴别（见慢性牙髓炎）。

（二）急性牙髓炎

急性牙髓炎包括无慢性过程的急性牙髓炎和慢性牙髓炎急性发作，其中绝大多数病例属于后者。临床特点是发病急，疼痛剧烈，口腔急诊患者大多为急性牙髓炎。由于牙髓组织处在四壁坚硬、毫无弹性、出入孔狭小的牙髓腔中，牙髓发生急性炎症时，炎症渗出物得不到及时引流，髓腔压力急剧增高，患者会感到难以忍受的疼痛。同样由于牙髓组织所处的特殊环境，一般炎症所表现的红、肿、热、痛，在牙髓炎时只有疼痛能够表现出来，所以，难以忍受的剧烈疼痛是急性牙髓炎的最大特点。

1. 临床表现　急性牙髓炎的疼痛症状有四大特点。

（1）自发性阵发性痛：患者在没有任何外界刺激的情况下，突然发生剧烈的自发性尖锐痛，疼痛分为持续过程和缓解过程，即所谓阵发性发作或阵发性加重。在炎症早期，疼痛时间持续短，缓解时间较长，可能一天内发作 2～3 次，每次持续数分钟。到炎症晚期，发作频率高，疼痛时间长，可持续数小时或 1 d。化脓期患者会主诉有搏动性跳痛。

（2）夜间痛：疼痛常在夜间发作或疼痛程度比白天更剧烈。患者常因牙痛难以入睡，或者从睡眠中痛醒。可能是平卧时头部血流量增加，致使牙髓腔内压力增高而引起疼痛发作；另外，也可能是夜间身体各器官兴奋性降低，患牙相对兴奋性增高，兴奋灶集中所致。

（3）疼痛不能自行定位：当疼痛发作时，大多数患者不能够明确指出患牙所在位置。疼痛常常沿神经的分布区域放射到患牙同侧的任何牙齿及颌面部、头颈部，放射范围与疼痛程度呈正相关。除少数前牙外，一般不放射到对侧牙颌区域。

（4）温度刺激加剧疼痛：冷热刺激在疼痛的间歇期会引发疼痛，在发作期会加重疼痛，这是区别其他疾病引起口腔颌面部疼痛的重要标志。在牙髓炎的晚期，由于牙髓坏疽，髓腔内产生气体，基于热胀冷缩的原理，热刺激会加剧疼痛，而冷刺激却能使疼痛缓解。临床上常可见到患者携带冷水瓶就诊，随时含漱冷水缓解疼痛。

2. 诊断

（1）诊断步骤：急性牙髓炎的临床诊断并不困难，但因疼痛的不定位性，使病源牙的确定成为诊断中的最大难点。患侧有 14～16 颗牙齿，任何一个牙齿都可成为怀疑对象，如何快速准确地找到患牙，掌握牙髓炎的诊断步骤至关重要。临床上牙髓炎的诊断三步骤，也称诊断三部曲，依据这种诊断方法，绝大多数牙髓炎都能得到确诊。

第一步是问诊，通过问诊可以了解患者的主要症状，建立初步印象。重点问疼痛与温度刺激的关系，因温度刺激引起或加重痛是区别其他疾病引起口腔颌面部疼痛的重要标志。

第二步是通过视诊、探诊、叩诊等一般临床检查，找出可疑患牙。根据病因，由常见至不常见，逐个排查患侧牙齿，可疑患牙可有数个。

第三步是采取冷热刺激测试可疑患牙，验证诊断并确定患牙。

（2）诊断依据：典型的四大疼痛症状；可以检查到引起患牙牙髓病变的牙体损害或深牙周袋等；牙髓温度测试结果能够帮助确定患牙位置。

3. 鉴别诊断　急性牙髓炎主要表现为患牙剧烈疼痛不能够定位，因此临床上需要与非牙源性牙痛的疾病进行鉴别。

（1）与三叉神经痛鉴别：三叉神经痛是一种原因不明的三叉神经感觉功能障碍性神经系统疾病，疼痛程度剧烈（刀割样、撕裂样、电击样），并沿三叉神经分布区域放射，易误诊为急性牙髓炎。三叉神经痛有别于急性牙髓炎的特点是：很少夜间发作，温度刺激不引发痛，发作持续时间短（数秒至

2 min)；疼痛发生有扳击点，即轻触碰患侧面部某区可引发疼痛，以致患者不敢刷牙、洗脸、吃饭。临床检查牙齿无异常，或虽有牙齿疾病，但患牙治疗后疼痛仍不缓解。

（2）与龈乳头炎鉴别：龈乳头炎是相邻两牙之间由于长期食物嵌塞而发生的牙间龈乳头急性炎症。患者表现为剧烈的自发性疼痛，但疼痛的性质有别于急性牙髓炎，为持续性的胀痛，疼痛多可定位；临床检查可见患处牙龈乳头红肿，探痛明显，易出血，刺破肿胀的龈乳头疼痛可缓解。

（3）与急性上颌窦炎鉴别：上颌后牙的牙根尖邻近上颌窦底，上颌后牙的神经进入根尖孔前，经过上颌窦侧壁和上颌窦底。所以，上颌窦内感染常引起上颌后牙的牙髓神经疼痛，并放射到头面部，而引起误诊。急性上颌窦炎表现为上颌多个牙持续性胀痛，近期有上呼吸道感染或鼻窦炎史。临床检查查不到引起牙髓炎症的患牙，邻近上颌窦的牙齿均有叩击痛，上颌窦前壁压痛，瓦氏位 X 射线片可明确诊断。

（4）与心源性牙痛鉴别：据统计，心源性疼痛（心绞痛，心肌梗死引起）病例有 18% 可放射到颌面部，当患者以面部放射痛为唯一主诉症状时，应加以注意。

（三）慢性牙髓炎

慢性牙髓炎是临床上最为常见的牙髓炎症，日常门诊的牙髓病患者大多为慢性牙髓炎。慢性牙髓炎大多为原发性，少数由急性牙髓炎或其他牙髓病转变所致。其病理特点是牙髓组织呈慢性炎症状态，病变广泛，波及整个牙髓，根尖周膜可成为炎症外围区。慢性牙髓炎在一定条件下可急性发作，同样具有急性牙髓炎的四大疼痛症状。

1. 临床表现

（1）慢性牙髓炎一般不发生激烈的自发性疼痛，但多有自发痛病史。有时出现不十分明显的阵发性隐痛或者每日定时的钝痛，发作不频繁，下午或夜间相对易发作，持续半小时左右。

（2）遇冷热刺激能引起疼痛，放射区域广泛，不能定位，但有时患者可指出患牙（根尖周膜成为炎症外围区，咬合时疼痛），刺激去除后疼痛仍持续一段时间。

（3）食物嵌入龋洞内时疼痛，牙髓外露者会引起剧痛。在乳牙和年轻恒牙，牙髓可增生并向髓腔外生长，形成息肉，进食时易出血。

2. 诊断　患牙的长期冷、热刺激痛病史和自发痛病史；可以检查到引起牙髓炎的牙体组织疾病或者牙周疾病等；患牙对温度检查的异常表现；叩诊时患牙有一定程度的叩诊痛。

3. 鉴别诊断　由于慢性牙髓炎所表现出的疼痛症状不很典型，有的病例以冷热刺激疼痛为唯一主诉，故需与可复性牙髓炎鉴别，两者的相同点都是遇冷热刺激敏感或疼痛，区别点是慢性牙髓炎病史长，可有自发痛史；而可复性牙髓炎病史短，无自发痛史，洞底探查极敏感，患牙无叩击痛。鉴别困难时，进行安抚治疗（诊断性治疗），观察两周。如在观察期内，无临床症状，牙髓活力正常，可确诊为可复性牙髓炎；如出现自发性疼痛和（或）咬合痛，牙髓反应敏感或迟钝，则确诊为慢性牙髓炎。

三、治疗原则

牙髓病的治疗原则是保护具有正常生理功能的牙髓及保存患牙。对于牙髓病变还处于早期阶段的恒牙和根尖孔尚未形成的年轻恒牙，应当尽可能保存活髓；对于不能够保存活髓的患牙，应该去除病变保存患牙。

（一）应急处理

急性牙髓炎的疼痛症状异常剧烈，应首先进行应急处理。急性牙髓炎的治疗具有特殊性，虽为炎症，但口服消炎药物无效。最快速有效的治疗方法是开髓引流，安抚止痛。引流炎症，减轻髓腔压力，放置丁香油药物于髓腔安抚止痛。如诊断准确无误，开髓后的患牙疼痛症状大多数立即缓解，手到病除在急性牙髓炎的治疗中最能得到体现。

（二）保存活髓

1. 保存活髓的意义　健康的牙髓可以维持牙体组织的营养代谢，保持牙齿正常的光泽度和强度。牙髓坏死或拔除牙髓后，牙釉质和牙本质将失去主要营养来源而变脆弱，牙齿易折裂；牙齿失去光泽，牙色暗淡甚至变色。由于牙髓组织所处的解剖环境不利于牙髓组织的修复与再生，保存活髓的适应范围很窄，一般仅适用于可复性牙髓炎及根尖孔粗大的年轻恒牙的早期牙髓炎。

2. 适应证

（1）深龋或其他牙体疾病所致的可复性牙髓炎。

(2)可复性牙髓炎与慢性牙髓炎难以鉴别时的诊断性治疗(安抚治疗)。

(3)年轻恒牙的早期牙髓炎。

3. 方法

(1)盖髓术:在严格消毒的条件下,用具有保护和治疗作用的药物、材料(盖髓剂)覆盖在近髓(或露髓)处,以防止感染,保存牙髓活力,诱导成牙本质细胞形成修复性牙本质,使牙髓炎症得以恢复正常。

(2)牙髓切断术:牙髓切断术是暂时治疗术,目的是使患病的年轻恒牙根尖继续发育完成,待根尖发育完成后须改做根管治疗。适应证为根尖未完全形成的年轻恒牙,在深龋治疗时发生意外穿髓,露髓孔较大,无法做盖髓治疗时;或炎症限于冠髓的早期牙髓炎。在严格消毒的条件下,切除有局限病变的冠髓,断髓创面用盖髓剂覆盖以防止根髓感染,并诱导成牙本质细胞形成修复性牙本质,封闭根管口,以保存根髓的活力和功能,使患病的年轻恒牙根尖继续发育完成。

(三)保存患牙

当不能使病变牙髓恢复健康时,应摘除病变牙髓进行根管治疗,尽可能地保存患牙,以维持牙列的完整性,使患牙发挥正常的咀嚼功能。

根管治疗术是治疗牙髓病及根尖周病首选的方法,通过底清理根管内炎症牙髓和坏死物质、扩大成形根管,并对根管进行适当消毒、最后严密充填根管,以去除根管内感染性内容物对根尖周组织的不良刺激,防止根尖周病的发生或促进根尖周病变愈合。根管治疗三大步骤包括髓腔和根管预备、根管消毒及根管充填。

1. 髓腔和根管预备　这是根管治疗术的关键步骤,根管治疗术成功与否很大程度上取决于根管预备的质量。根管预备的主要目的是用物理和化学相结合的方法清除根管内病变牙髓组织及其分解产物、细菌及各种毒素,除去根管壁表层感染的牙本质,制备成一个在根管口处直径最大,牙本质骨质界处直径最小的、平滑的、锥形的根管,冲洗洁净,除去根管内残余的物质和碎屑。

2. 根管消毒　根管预备完成后,根管内的细菌、坏死牙髓组织和根管内壁的感染物,大部分已经被去除,通过根管消毒能够进一步去除牙本质小管深层和根管侧支等微细结构的细菌、毒素。根管消毒方法主要有5种方法:药物消毒、电解消毒、超声消毒、微波消毒及激光消毒,其中药物消毒最常用。

3. 根管充填　根管充填是将去除牙髓并经预备的空根管用一种密封材料充填起来以隔绝根管和根尖周组织的交通，防止再感染。

第三节　根尖周病

根尖周病是指发生在根尖周围组织的炎症性疾病，又称根尖周炎。根尖周病多为牙髓病的继发病，当牙髓病变没有得到有效控制，根管内牙髓组织中的感染物质通过根尖孔作用于根尖周组织而引起。根据临床病理过程可将根尖周炎划分为急性根尖周炎（急性浆液性根尖周炎、急性化脓性根尖周炎）和慢性根尖周炎（根尖周肉芽肿、慢性根尖周脓肿、根尖周囊肿、根尖周致密性骨炎）。

一、病因

根尖周病多由牙髓病继发而来，所以引起牙髓病的因素都能直接或间接地引起根尖周病。

（一）细菌感染因素

目前认为，根管和根尖周的感染是以厌氧菌为主的混合感染，厌氧菌在牙髓病和根尖周病的发生和发展中具有重要作用。感染来源大多由感染牙髓中的细菌和细菌产物直接侵及根尖周组织，造成根尖周感染；少数情况下，还可以通过深的牙周袋或邻牙的根尖周病变直接扩散而来。

（二）物理因素

创伤常常是引起急性根尖周炎的诱发因素。当突然外力作用于原本不健康的牙髓或有慢性根尖周炎的患牙时，会引起急性根尖周炎。慢性咬合创伤、牙髓治疗时器械或根充物超出根尖孔，均能引起根尖周炎。

（三）化学因素

绝大部分是医源性的，当治疗牙髓病或根尖周病时，不适当的药物使用成为一种化学刺激物，造成化学性的根尖周病。

二、临床表现及诊断

(一)急性根尖周炎

1. 临床表现　急性根尖周炎(acute apical periodontitis, AAP)是从根尖部牙周膜发生浆液性炎症反应到根尖周组织的化脓性炎症反应的一系列发展过程,病变过程由轻到重、病变范围由小到大的连续过程。急性根尖周炎病理变化的初期是根尖周膜内的浆液性炎症反应,又称急性浆液性根尖周炎。患者此时自发痛不明显,一般只有轻微的咬合痛,患牙有浮起感,咬合时首先与对颌牙接触,咬紧牙时,由于咬合压力可将充血血管内的血液挤压出去,使充血减轻,患者反而感觉疼痛缓解。但浆液性炎症反应阶段十分短暂,很快就发展到根尖周组织的化脓性炎症反应,炎症渗出物增多,局部压力增高。

当脓肿局限在根尖周时,又称急性化脓性根尖周炎。患者可出现自发性剧痛,疼痛性质是持续性地跳痛,患牙浮起感明显,咬紧牙时疼痛不是缓解而是加重,以致患者不敢用患侧咀嚼。临床检查时,可见患牙多有深龋洞,牙髓全部或绝大部分坏死,探诊龋洞无感觉,叩诊患牙疼痛明显,根尖周部位黏膜充血,但不肿胀,扪压根尖部疼痛明显。炎症如在此阶段没有得到及时引流,脓液则向四周扩散,穿过牙槽骨的骨松质、骨外板达到骨膜下,形成骨膜下脓肿。

在骨膜下脓肿阶段,因骨膜坚韧致密,脓液集聚于骨膜下所产生的压力很大,患牙的持续性、搏动性跳痛更加剧烈,疼痛达到高峰期。此时病期已经3~5 d,患者非常痛苦,多伴有全身症状,精神疲惫。临床检查时,患牙更觉浮起、松动,不经意地碰到患牙,也会觉得疼痛难忍;患牙根尖部的黏膜明显红肿,移行沟变浅、变平,有明显压痛及深部波动感;患牙相对应的颌面部出现反应性水肿,触摸颌下淋巴结或颏下淋巴结肿大,由于上颌的淋巴液也回流到颌下淋巴结,所以颌下淋巴结肿大并不完全是下颌牙齿的炎症所致。血常规化验白细胞计数多升高,体温升高达38 ℃左右。如白细胞计数和体温继续升高,则应怀疑并发颌面部蜂窝织炎、颌骨骨髓炎或败血症。绝大多数患者都能及时就诊,如果仍未治疗或没有得到合理治疗,脓肿会穿破骨膜到黏膜下,形成黏膜下脓肿。少数情况下,脓液从骨膜下进入肌间隙,引起颌面部间隙感染或并发败血症。

在黏膜下脓肿阶段，由于黏膜下组织疏松，脓液到达黏膜下时，局部压力明显减轻，患者感到疼痛症状大大缓解。因为脓液趋于表面，根尖部肿胀局限，移行沟黏膜呈半球状隆起，浅表波动感明显，全身症状缓解。

2. 诊断　主要根据患牙表现出来的典型临床症状，急性根尖周炎的诊断不难做出。但在诊断过程中，应根据现阶段的疼痛症状和肿胀程度，参考发病时间，准确判断病情所处的阶段对治疗计划非常重要。

3. 鉴别诊断

（1）与急性创伤性根周膜炎鉴别：急性创伤性根周膜炎是在牙齿受到突然外力（如暴力击打、进食硬物磕碰、创伤等）的情况下发生的根周膜内炎症，一般在外伤后 1 ~ 2 d 发病，症状与急性根尖周炎的浆液性炎症反应阶段相似。但急性创伤性根周膜炎的患牙牙髓活力基本正常，对温度刺激略敏感，结合外伤史，不难鉴别。

（2）与牙周脓肿鉴别：牙周脓肿是牙周炎发展到晚期，出现深牙周袋后的一个常见伴发症状，一般为急性过程。牙周脓肿与急性根尖周炎的化脓性炎症反应阶段相似，虽然二者感染来源和炎症扩散途径各不相同，但有时根尖脓肿的脓液可穿过牙槽骨到牙周组织，牙周脓肿的感染也可扩散到根尖，所以应加以鉴别。牙周脓肿时，患牙一般没有牙体硬组织的疾病，牙齿松动明显，垂直叩诊患牙无明显的疼痛，可探及深的牙周袋，其肿胀部位接近牙龈边缘，肿胀范围较根尖周脓肿局限，牙髓活力基本正常，X 射线片检查可以发现牙槽骨吸收。

（二）慢性根尖周炎

慢性根尖周炎（chronic apical periodontitis，CAP）是由于根管内长期存在感染及病源刺激物从而导致的根尖周围组织慢性炎症反应。可由急性根尖周炎转化而来，也可由牙髓病发展所致。慢性根尖周炎的病理变化主要表现为 3 种，即慢性根尖周肉芽肿、慢性根尖周脓肿和慢性根尖周囊肿，三者可以相互转换，在临床表现上虽稍有差异，但不易完全明确区分，X 射线片上有时可加以区别。临床诊断名称均为慢性根尖周炎，有确凿证据时应注明其所属类型。

1. 临床表现

（1）慢性根尖周肉芽肿：是慢性根尖周炎的最常见类型。一般无自觉症状，有时患牙在咀嚼时稍感不适或乏力。临床检查时，患牙多有深龋洞，牙髓坏死，牙冠变色，叩击患牙有时有不适感。X射片显示在根尖部有圆形或椭圆形的透射区，边界清楚，直径一般在1 cm以下。

(2)慢性根尖周脓肿：慢性根尖周脓肿有两种类型，即有窦型和无窦型。无窦型慢性根尖周脓肿的自觉症状与慢性根尖周肉芽肿大致相同，临床上二者很难区别。有窦型慢性根尖周脓肿可在患牙牙龈上发现瘘管口，窦道口是根尖周脓液排脓道的出口，大多位于患牙根尖部的唇颊侧，少数位于舌腭侧，有的窦道口在远离患牙的其他牙的根尖部。临床检查时应注意窦道口与患牙的关系，可用牙胶尖插入窦道，拍摄X射线片加以确定其来源。窦道有时开口于皮肤，形成皮肤瘘，易被误诊为皮肤病。慢性根尖周脓肿的X射线片表现为患牙根尖部有近似圆形或椭圆形的透射区，边界模糊且不规则。无窦型慢性根尖周脓肿易急性发作。

(3)慢性根尖周囊肿：根尖周囊肿增长缓慢，多无自觉症状。临床检查时，患牙牙髓坏死，牙冠变色。囊肿大小不等，小囊肿因不引起颌骨变形，外观上无异常表现而不易被发现，只有X射线片检查时才能发现。当囊肿逐渐增大向外膨隆时，在患牙根尖部可见根尖部黏膜呈半球状隆起，表面不红，扪诊较硬，如囊肿周围骨质很薄，扪诊有乒乓球感。当囊肿增长过大时，可压迫邻牙牙根吸收或使邻牙移位。X射线片检查可见根尖部有边界清楚、白线包绕的圆形透射区。

2. 诊断　患牙X射线片上根尖区骨质破坏的影像是确诊的重要依据；患牙牙髓活力检测结果合并患者年龄作为诊断的重要参考；病史及其患牙的临床检查情况是辅助诊断的指标。对于慢性根尖周肉芽肿、慢性根尖周脓肿和慢性根尖周围囊肿这3种类型，即便借助影像学检查也不容易准确判定，在临床上诊断统称为慢性根尖周炎，在治疗原则和治疗方法上基本相同。

3. 鉴别诊断

(1)X射线片上与正常骨孔鉴别：上中切牙牙根之间有切牙孔，下颌前磨牙牙根附近有颏孔，均是正常结构。X射线片投照角度有偏差时，骨孔影像落在根尖处，易与慢性根尖周肉芽肿混淆。正常骨孔邻近的牙齿牙冠完整，色泽无异常改变，牙髓活力正常，牙根的根周膜连续、影像清晰。

(2)与颌骨内肿瘤鉴别：大的囊肿应注意与颌骨内肿瘤，尤其是与单房性造釉细胞瘤鉴别。单房性造釉细胞瘤的囊壁厚薄不均，通过病理检查可明确诊断。

三、治疗原则

根尖周疾病的临床治疗较为复杂，首先应该掌握治疗原则，拟定完善的治疗计划才能够进行合理有效的治疗。根尖周病的治疗原则是清除病灶，保存患牙。根尖周病患牙的牙髓全部或绝大部分坏死，根管壁受到感染，炎症已达根尖周组织，并可能破坏颌骨，有的成为破坏远隔器官的病灶。因此，治疗根尖周病，首先要彻底清除根管内和根管壁的感染和一切病源刺激物；然后用生物相容性良好的人工材料严密封闭根管系统，以防止根尖周组织的细菌入侵根管而造成根管再次感染；最后用封闭性良好的永久性充填材料或精密的冠类修复体修复牙体缺损，以防止来自口腔的细菌通过充填体或修复体与牙体组织的缝隙再次感染根管。随着科学技术的发展，对根尖周病的治疗理论和方法逐渐完善，绝大多数的根尖周病可以治愈，破坏的骨组织可以恢复。现代牙体修复技术对牙冠破坏严重的患牙也可进行修复，使其发挥正常的咀嚼功能。因此，保存患牙的适应范围越来越广泛，绝大多数的患牙可以保留。

1. 应急处理　90% 的根尖周病患者需要立即进行应急处理，以便缓解疼痛，应急处理是初次治疗中采取的重要措施。目前在临床上的应急处理提倡在局麻下进行，能够明显减轻患者的痛苦。急性根尖周炎的应急处理原则是建立引流、抗菌止痛，对于炎症已经发生 5 d 以上的，局部有明显波动感的骨膜下和黏膜下脓肿在局麻下切开排脓。同时打开髓腔，清理坏死牙髓，通畅根管，使根尖周炎症的渗出物或脓液通过根管得以引流，从而缓解根尖部的压力。

急性根尖周炎晚期的患者往往伴有全身症状，必要时要配合全身用药，但单纯的药物治疗不能有效缓解疼痛。

急性根尖周炎急性期消退后，必须进行进一步的专业治疗，否则会再次急性发作或演变成为慢性根尖周炎，危害身体健康。对于根尖周疾病，根管治疗是目前最有效、最常用的方法，它采用专用的器械和方法对根管进行清理、成形（根管预备），有效的药物对根管进行消毒杀菌（根管消毒），最后用生物相容性材料对根管进行严密的充填（根管充填），以及冠方修复，从而达到控制感染、修复牙体缺损、促进根尖周组织疾病愈合、防治再感染的目的。

2. 根管治疗术　根管治疗术（root canal therapy，RCT）是国际通用的治疗牙髓病和根尖周病的最有效方法,疗效恒定,临床成功率可达95%以上。原理是用机械和化学的方法彻底清除根管内的病源刺激物并成型根管,通过根管消毒和根管的严密充填,除去病源存在的条件,以达到防止根尖周炎发生和促进根尖周病愈合的目的。根管治疗术适应证广泛,凡不能保存活髓的各型牙髓病,各型根尖周病均可采用。但在根管过于细小过于弯曲、根管内有异物或器械折断、根管不通的情况下,进行根管治疗比较困难,有时须配合采取根尖手术方法进行倒充填。

根管治疗术的优点是理论研究系统,治疗器械设备和操作技术步骤国际标准统一,术后即刻有明确的评定指标,可直观地评价治疗质量,并为后续的冠修复术提供了良好基础。缺点是治疗程序复杂,疗程较长,器械质量要求较高,大部分器械需依赖进口,因此治疗费用相对较高。根管治疗术在发达国家已成为治疗根尖周病及治疗不能保存活髓的牙髓病的唯一方法,在我国多数地区也已普遍应用,为保证根管治疗质量,在治疗过程中,对患牙至少拍摄4张根尖片。

第四节 牙外伤

牙外伤是指牙齿受急剧创伤,特别是打击或撞击引起的牙周膜的损伤、牙体硬组织的损伤、牙脱位和牙折等。切牙处于面部较为突出的部位,容易受伤,所以牙外伤多数为上颌切牙,其中95%可能为上颌中切牙,其次为上颌侧切牙,下颌切牙较少;尖牙与后牙因位置稍后,均有面颊保护,除非受到直接剧烈的打击,通常外伤较少。男性牙外伤比例高于女性。乳牙外伤多发生在1~2岁儿童;恒牙外伤发生率高于乳牙,人群中多发生于6~13岁儿童。

牙外伤多为急诊,应及时处理。临床上无论伤势轻重都要按常规询问外伤史,进行全面仔细的检查,明确诊断和处理方案,并对预后进行估计,病情和预后应向患者解释清楚,争取合作,有利于进行治疗和随访。

一、分类

牙外伤包括牙体、牙髓和牙周组织的损伤,有时伴有牙槽骨骨折或颌骨骨折，以及口唇、面部软组织撕裂伤等，还可能与身体其他部位损伤同时存在，临床表现复杂。为了便于临床诊断和治疗，需要对牙外伤进行分类。我国采用的牙外伤分类方法为李宏毅分类法，以下主要依据该分类法介绍各类牙外伤的诊断和治疗原则。

李宏毅参考国际上的各种分类方法提出了牙外伤分类：

1. 牙齿震荡　①牙周损伤；②牙髓损伤；③牙体损伤。

2. 牙齿折断　①牙冠折断；②牙根折断；③冠根折断。

3. 牙齿移位　①牙齿挫入；②牙齿侧向移位；③牙齿部分脱出。

4. 牙齿完全脱出。

二、问诊和检查

（一）外伤史

外伤史的询问是十分重要的，应向患者或陪伴来院者详细了解患者的年龄、性别、外伤原因、受伤时间和地点、受伤的部位、患者来诊时的自觉症状、患牙的疼痛情况等；同时要询问受伤后的经过、做过何种处理及既往史。同时，作为医生一定不能忽视患者的全身状态，以免延误全身病的治疗时机。

1. 外伤时间　指从外伤发生到就诊求治的时间，对牙外伤的预后影响较大。如牙外伤全脱位，在 15 ~ 30 min 内再植，成功率较高，超过后成功率明显下降。

2. 外伤的原因　可以帮助估计外伤的严重程度，判断是否合并其他器官和颅脑的损伤，必要时需请有关专科医师会诊。

3. 外伤地点和外伤方式　根据外伤地点的卫生状况判断伤口和暴露牙髓的感染程度；也可根据撞击物的质地和外伤方式初步判断患牙的外伤程度。

4. 伤后处理　主要指外伤后有无接受过牙科处理，合并面部和全身外伤时有无排除颅脑症状和其他危及生命的症状。

5. 全身病史和既往史　要关注药物过敏史和血液疾病史等。

（二）临床检查

1. 一般检查　观察口腔颌面部软组织和骨组织的损伤程度和范围，头部的损伤，软组织的撕裂和出血情况，外伤牙的检查，还要注意患儿咬合状态和咀嚼功能的检查。对外伤牙的检查要注意患牙及邻牙有无折断，确认折断的部位、范围、有无露髓、探诊有无反应、露髓孔周围有无污染，牙齿是否变色及牙齿有无松动、移位、脱出，有无叩痛，通过牙髓活力测验判断外伤牙的牙髓活力状态。

2. X射线片检查　对每一个外伤牙齿都要拍摄根尖片，确认患牙牙根形成情况、有无根折、移位，牙周膜和牙槽骨有无损伤，乳牙和恒牙的关系等，有时可能还需要拍摄曲面断层片等全景片判断颌骨有无骨折等。

三、临床表现、治疗原则和预后

（一）牙齿震荡

牙齿震荡是牙周膜组织的轻度损伤，通常不伴有牙体硬组织的缺损。牙齿震荡是所有外伤牙的伴发损伤，单纯牙齿震荡在复杂性牙外伤或多个牙外伤时容易被忽略。

1. 临床表现　患牙表现为伸长不适感，牙龈可能会有少量出血，有轻微的松动和叩痛。牙髓活力测定反应不一，一般情况下受伤当时牙髓无反应，数周或数月后牙髓反应开始恢复，3 个月后牙髓活力正常的牙齿一般恢复较好。如果数月后牙齿出现变色现象表明牙髓已经坏死。

2. 治疗原则　1 ~ 2 周避免患牙咬物，让患牙得到充分的休息。必要时进行调𬌗，以减轻患牙的早接触及𬌗力负担。患牙咬合创伤严重时，可制作全牙列𬌗垫，松动的患牙应固定。同时要嘱咐患者外伤早期避免进食太凉太热的食物；注意口腔卫生，预防菌斑堆积，并视外伤程度服用抗生素。还应要求患者定期复查，1、3、6、12 个月随访牙髓状态，若出现牙髓或根尖周病变应及时进行处理。

（二）牙齿折断

牙齿受外力后引起牙体硬组织折断，根据折断部位的不同而分为牙冠折断、牙根折断和冠根折断。

1. 牙冠折断　牙冠折断是牙齿折断最常见的一型，根据折断面积大小和深浅度不同，分为 3 种情况：单纯牙釉质折断、牙釉质折断暴露牙本质、冠折露髓。

(1)单纯牙釉质折断:一般没有自觉症状。临床检查时需要注意有无牙釉质裂纹,并进行相应处理。若折断的牙釉质边缘较锐利,为防止舌或口唇划伤,应将锐利边缘抛光,调磨和抛光应尽量减少震动患牙。

(2)牙釉质折断暴露牙本质:外伤近期来就诊,不论面积大小,都应行间接盖髓术保护牙髓。如牙齿松动不明显,可以用复合树脂修复牙冠外形;如牙齿松动,可以先用光固化玻璃离子或复合体等暂时充填材料覆盖断面,待松动度消失后如无其他症状,再去除暂时充填体,用树脂或瓷贴面修复牙冠缺损。但部分患牙牙冠缺损面积过大,需要进行根管治疗后桩冠修复。

在治疗冠折的同时,要注意检查牙齿的松动和咬合情况,要拍摄X射线片排除根折和轻度脱位。如有咬合创伤应予以调整,如无法调整、牙齿松动明显时应固定患牙。各种保存活髓的外伤牙,术后可能出现牙髓坏死、髓腔根管钙化等情况,所以需要定期随访观察,并拍摄X射线片,一旦出现上述情况需及时做牙髓治疗。

(3)冠折露髓:牙根完全形成的患牙应在根管治疗后行桩核冠修复。牙根未完全形成的年轻恒牙,应尽可能保存并保持活的牙髓,让年轻恒牙牙根继续发育,形成良好的根尖封闭。

2. 牙根折断　临床上按牙根折断的部位分为根尖1/3折断、根中1/3折断和近冠1/3折断。牙根折断的主要临床表现为牙齿松动、牙冠稍伸长、有咬合创伤等,症状轻重和根折部位有关,越接近冠部的根折,症状越明显,近根尖1/3部位的根折,症状较轻或不明显。X射线片是诊断根折的主要依据,但有时根折后断面很密合,X射线片重叠影像较多,常有漏诊和误诊的可能,所以还要结合临床症状进行诊断,可疑时应变换投照角度再次拍摄。

牙根折断的治疗原则如下。

(1)近冠1/3折断:应去除冠部断端,如果剩余牙根长度足够进行桩冠修复,可以保留牙根。牙根完全形成的牙齿可以在根管治疗后,进行正畸牵引或冠延长术,暴露断面,修复牙冠。牙根未完全形成的患牙可以摘除牙髓后行根尖诱导。同时要注意保持间隙,防止邻牙移位。

(2)根中1/3折断:需将断端复位后固定,根折的愈合与两断面的密合程度有关。如果根折后断面分离,牙冠伸长,极易造成患牙的咬合创伤,应在局部麻醉(局麻)下,沿患牙的牙长轴方向加压,使分离的断面重新复位密合后再固定。根折牙需固定2~3个月,才有可能保证断根愈合。

(3)根尖1/3折断:如临床几乎不松动又无明显咬殆创伤,只需嘱患者不要用受伤部位咀嚼，可以不用固定；如有明显松动伴咬𬌗创伤时，再对患牙进行固定。

（4）消除咬𬌗创伤：咬𬌗创伤轻时可以适量调整对𬌗牙；如果咬合创伤重、深覆𬌗情况下，可以采用全牙列𬌗垫辅助治疗。

（5）定期随访：复诊时要检查牙髓活力，牙根折断后冠部牙髓容易出现炎症或坏死，发现后要及时做根管治疗。

（三）牙齿移位

当牙齿受到外力撞击或打击之后，会造成牙齿脱离其正常位置，称为牙齿移位。正在发育中的牙根短小，牙周膜和牙槽骨组织疏松，当牙齿遭受外力时，容易造成牙齿移位。根据所受外力方向、大小的不同，牙齿移位类型也不同，分为牙齿挫入、侧向移位、部分脱出和完全脱出。

1. 牙齿挫入　当牙齿受外力后，陷入牙槽骨，称为牙齿挫入，此类外伤主要对牙髓和牙齿支持组织造成损伤。

（1）临床表现：临床上主要表现为患牙比同名牙牙冠变短，不松动，挫入严重时可以完全看不到牙冠。叩诊时，未完全萌出的牙齿呈低沉的音调，挫入的牙齿由于骨内锁结呈清脆金属音调。在X射线片上，挫入牙的牙根与牙槽骨之间的正常牙周间隙和根端硬骨板影像消失。

（2）治疗原则：挫入的恒牙治疗原则应根据牙根发育阶段来决定。牙根未发育完成的牙齿可能会自动萌出，不宜强行拉出复位，应观察牙齿萌出情况，并复查牙髓状态。牙根完全形成的患牙挫入严重时，应在外伤后3周内进行正畸牵引，如果正畸条件有限，建议在初诊时将患牙局麻下拉出复位并固定，否则会引起牙根与牙槽骨粘连。这类患牙牙髓坏死的发生率几乎高达百分之百，应在外伤后2～3周摘除牙髓进行根管治疗。

2. 侧向移位　侧向移位指外伤后牙齿发生唇舌向或近远中向错位。

（1）临床表现：移位牙常偏离牙长轴，可能伸长与对颌牙有咬合创伤。患牙移位方向和程度不同，松动度不同。同时患牙叩痛明显，牙龈撕裂出血。X射线片可显示移位侧牙周间隙消失，偏离侧牙周间隙增宽，有时伴有牙槽骨折断。

（2）治疗原则：应在局麻下用手指加压法将牙齿复位，然后用全牙列𬌗垫、酸蚀夹板法或正畸托槽将牙齿固定2～3周，同时要注意检查并消除咬合创伤。拆除固位装置前，应拍X射线片确定愈合情况，若牙周膜边缘模糊，应延长固定时间，可达两个月以上。固定期间应嘱患者保持良好口腔卫生，避免咬合创伤。定期随访观察牙髓活力和根周组织愈合情况，如果出现牙髓坏死或牙根内外吸收，应及时进行根管治疗。

3. 部分脱出　外伤后，牙齿部分脱出牙槽窝，明显伸长，称牙齿部分脱出，又称半脱位。

(1)临床表现：为患牙明显伸长，与对颌牙有咬合创伤，牙齿松动明显并有龈沟溢血。X 射线表现为患牙根周膜增宽，根尖处有半圆形透影区，牙槽骨骨硬板可能完整也可能有骨折。

(2)治疗原则：与牙齿移位相同：①患牙复位固定；②消除咬合创伤；③定期随访观察牙髓活力、根周组织愈合情况。

4. 完全脱出　牙齿受外力后完全脱出牙槽窝，称为牙齿完全脱出，又称牙齿全脱位。

临床检查可见患牙牙槽窝空虚，X 射线片上只能看到牙槽窝的影像，看不到牙齿。牙齿脱出后的储存条件和储存时间对脱出牙再植的成功有显著影响。牙齿完全脱出后应立即放入生理盐水、组织培养液、牛奶或唾液中，但唾液中存在细菌，储存时间不应超过 2 h。牙齿脱离牙槽窝时间越短，成功率越高，15 ~ 30 min 再植成功率较高。

牙齿完全脱出的治疗原则如下。

(1)再植：用大量生理盐水冲洗牙槽窝内和患牙表面的污物，但不可刮患牙的根面，防止损伤根面牙周组织而影响愈合。植入患牙时应使用最小的压力完成，如牙槽窝有骨折应用牙挺等工具修整牙槽窝形态，再完成再植。

(2)固定：患牙在急诊条件下，可用牙釉质黏接材料暂时固定，但这种固定应在 7 d 内拆除，改用全牙列𬌗垫固定。全牙列𬌗垫既可避免咬合创伤，又可使再植牙有一定的生理动度，利于愈合，同时还可减少再植牙发生牙根吸收或与牙槽骨粘连的可能性。再植牙固定时间应控制在 2 ~ 3 周。

(3)抗生素的应用：再植后应常规全身使用抗生素至少 1 周，必要时还需在外伤后 48 h 内注射破伤风抗毒素。

(4)牙髓治疗：牙根发育完成的牙齿在再植后 2 周牙齿松动减轻时，应摘除牙髓后用氢氧化钙制剂充填根管，可以有效预防牙根吸收。牙根未发育完成的再植牙，如根尖孔直径大于 1 mm，可暂不进行牙髓治疗，但需定期复查牙髓情况，一旦出现牙髓炎症或坏死，应立即摘除牙髓，进行根尖诱导成形术。

(5)定期复查:要对再植牙进行长期观察,通过临床检查和拍摄X射线片,复查牙齿预后。一般第一个月内每周复查一次,半年内应每月进行复查,半年后应每3~6个月根据情况进行复查。牙齿再植后,经常发生牙根吸收:①在再植不久即发生牙根浅表性外吸收,但很快可自行修复,有牙骨质沉积,之后再植牙根面吸收呈静止状态;②替代性吸收,再植后牙根吸收持续进行,吸收区由牙槽骨长入取代,牙根发生固连,患牙不松动,叩诊声音清脆,X射线片显示发生替代性吸收的区域正常的牙周膜间隙消失或模糊,直到牙根完全被牙槽骨替代,这种情况可以在复查时更换根管内的氢氧化钙制剂,控制牙根吸收;③炎性肉芽吸收,多见于再植后牙髓未及时摘除的病例,牙根内吸收和外吸收同时存在,或出现弥漫性根尖周炎,最后患牙自行脱落或被拔除。

四、儿童牙外伤

儿童恒牙外伤多发生于6~13岁儿童,以8岁最为多见,常累及牙根未完全形成的年轻恒牙。年轻恒牙外伤的诊断和治疗可以参照成人恒牙外伤,但治疗相对较保守。牙髓治疗时应尽量多地保存活髓,尤其是保存活的根尖牙乳头使牙根继续发育;牙外伤程度较重时,也应尽量保存伤牙,以利于局部牙槽骨的发育。

乳牙外伤多发生在1~2岁儿童,各种乳牙外伤的临床表现与恒牙外伤相似,乳牙外伤的诊断和治疗可以参照恒牙外伤,但乳牙根端有继承恒牙胚正在发育,外伤本身或处理不当均可造成恒牙胚的损害,轻时导致继承恒牙的牙釉质发育不全,严重时可使恒牙发育畸形,甚至停止发育。乳牙外伤的治疗原则:①尽可能减少患儿的痛苦;②将乳牙外伤对继承恒牙胚的影响降低到最低;③乳牙外伤多发生在幼儿,如患儿不能合作,治疗效果不佳,则不宜进行保守治疗,可以拔牙,一般前牙缺牙间隙在正常发育情况下,影响不大,但应密切观察乳牙外伤可能对继承恒牙造成的伤害,定期复查,争取在第一时间处理并发症。

儿童牙外伤是口腔儿科和急诊科的常见病,若能及时采取相应的措施进行治疗,其预后和疗效必然会得到改善,并能有效降低外伤对儿童的牙、颌、面生长发育的负面影响。

第五节　牙发育异常

牙发育异常指从牙胚开始发育到牙萌出口腔这一生理过程中所出现的异常,包括牙的结构、形态、数目、颜色和萌出等异常。其共同特点为异常发生时间都在胚胎或儿童牙发育期内,但只有在牙萌出后异常才能被发现。致病因素均为在牙生长发育期间受到某些遗传因素或外环境因素、全身或局部因素的影响。该类疾病在临床上多为对症治疗。

一、牙结构异常

(一)牙釉质发育不全

牙釉质发育不全指牙齿在生长发育过程中,局部或全身因素的影响导致牙釉质发育发生障碍所产生的牙釉质结构缺陷。一般分为发育不全与钙化不全两种类型,前者系牙釉质基质形成障碍所致,常有牙釉质实质缺损(即牙釉质变薄或呈点状、带状或沟状缺损),但硬度正常:后者则牙釉质基质形成正常,但钙化不全(即为硬度降低),可无实质缺损。牙釉质发育不全和矿化不良可单独发病,也可同时存在。

1. 病因

(1)全身因素:有以下几点。①婴儿及母体疾病:婴幼儿时期的一些疾病,如水痘、佝偻病、麻疹、白喉、猩红热、肺炎等高热疾病均可使成釉细胞发育发生障碍,影响牙釉质基质的形成和矿化。母体在怀孕期间患风疹、毒血症等,也可影响胎儿在此期间发生牙釉质发育不全。②内分泌失调:内分泌与身体的生长、发育和新陈代谢关系密切。如甲状旁腺是直接控制身体中钙、磷的内分泌腺,一旦功能失调,会降低钙盐的吸收和利用,影响牙釉质基质矿化,造成牙釉质发育不全。③严重营养障碍:缺乏维生素 A、维生素 D、维生素 C 及钙、磷,均可影响成釉细胞分泌牙釉质基质和矿化。

(2)局部因素:乳牙感染或外伤,可影响其下方正在发育的继承牙釉质发育不全。严重的乳牙根尖周感染,也可影响其下恒牙的发育,形成牙釉质发育不全。局部因素往往只累及个别牙,以前磨牙多见,又称特纳(Turner)牙。

(3)遗传因素:牙釉质发育不全可发生在一个家族几代成员中,无性别差异,为常染色体显性遗传病(常染色体隐性遗传及X连锁遗传等类型)。这种牙釉质发育不全称遗传性牙釉质发育不全。可累及乳牙,或同时影响乳、恒牙,也可伴有骨骼或心脏等其他遗传性缺陷。

2. 临床表现　已萌出牙齿牙釉质表面在颜色和(或)结构上发生改变。若全身因素造成的牙釉质发育不全,同一时期萌出的牙受累多呈对称性。

临床上根据病变的轻重可分为两类。

(1)轻症:牙釉质形态基本完整,表面无实质性缺损,仅色泽和透明度与正常牙釉质不同,呈白垩色或黄褐色。一般无自觉症状。

(2)重症:牙面呈棕褐色,并有实质性缺损,形成带状(横沟状)或蜂窝状的棕色凹陷。①带状凹陷:在同一时期牙釉质的形成全部遭受障碍时,其带的宽窄反映受障碍时间的长短。若障碍反复发生,牙面上就出现数条平行的横沟。②窝状凹陷:由于成釉细胞成组破坏所致。严重者可呈蜂窝状,甚至完全无牙釉质。前牙切缘变薄,后牙向中央聚拢或消失,牙釉质呈多个不规则的结节和凹陷,似桑葚状。所有牙釉质发育不全患者牙釉质缺损部位光滑、质地坚硬。

由于致病因素在牙发育期间导致牙釉质发育不全,故受累牙常呈对称性。临床上可根据牙釉质发育不全的部位来推断发生障碍的时间。例如11,13,16,21,23,26,31,32,33,36,41,42,43,46(FDI记录法)的切缘或牙尖出现牙釉质发育不全,表示致病因素发生在1岁以内;如12,22的切缘被累及,表示致病因素发生在出生后第2年以内。若前牙未受累,牙釉质发育不全主要表现在14,15,17,24,25,27,34,35,37,44,45,47,则表明出生后2~3年受到致病因素的影响。若乳牙根尖周感染所致继承恒牙的发育不全,表现为恒牙常呈灰褐色着色,严重时可导致牙冠小,形状不规则。牙釉质发育不全的牙易被磨损,也易患龋。发生龋病后进展较快。如发生在前牙则影响美观。

3. 诊断要点

(1)一般无自觉症状,若并发龋病可出现相应症状。

(2)同一时期发育的牙齿牙釉质表面有颜色和结构上的改变。轻者,牙釉质出现白垩色或黄褐色横条状改变;重者,牙釉质表面出现着色深浅不一的窝状或沟状缺损,缺损部位光滑,坚硬;严重者牙釉质呈蜂窝状缺损或完全无牙釉质,牙冠失去正常形态。

(3)患者在婴幼儿牙齿发育期间多有明显的局部因素和(或)严重的全

身性疾病,患病时间与牙釉质发育不全的部位相关。

4. 鉴别诊断　主要与龋病鉴别,全身因素引起的牙釉质发育不全同时出现在牙胚发育时期相同的一组牙上,多有对称分布的特点,发生颜色和(或)形态改变的部位质地坚硬。而龋病无对称性,且发生色形改变的部位质地变软。

5. 治疗　目前主要根据患者牙釉质发育不全的严重程度和患者的美观要求决定治疗方案。

(1)轻症可不处理,嘱患者注意口腔卫生,早期防龋,可涂氟化钠等防龋制剂。

(2)对于牙釉质着色而无实质缺损的牙齿,可采用牙釉质微磨除法结合使用牙齿漂白剂,还可采用冷光美白技术与激光治疗去除牙齿着色。

(3)对于着色深、牙体组织缺损多的牙釉质发育不全,可进行树脂、瓷贴面或烤瓷冠修复,在取得美学效果的同时稳定殆关系。因牙釉质发育不全常伴有严重的牙本质发育缺陷,制备洞形时需注意窝洞深度,避免意外露髓。

6. 预防　牙釉质发育不全是牙在颌骨内发育矿化时期所产生的发育缺陷,直到萌出后才被发现,它不表示现在机体的健康状况。因此,患者就诊时再补充维生素 A、维生素 D 及其他矿物质,已无作用。只有通过加强妇幼保健工作,对孕妇和儿童(尤其出生后第 1 ~ 3 年内),给予充足营养,预防全身性疾病,对乳牙龋病、牙髓病和根尖周病等进行积极治疗,才能有效地预防本病发生。

(二)遗传性牙本质发育不全

1. 分型　遗传性牙本质发育不全分为 3 型。

(1)Ⅰ型牙本质发育不全(DGI-Ⅰ):除牙本质发育不全外,还伴有全身的骨发育不全。

(2)Ⅱ型牙本质发育不全(DGI-Ⅱ):最常见。

(3)Ⅲ型牙本质发育不全(DGI-Ⅲ):该型发生于马里兰州一个与世隔绝的人群内所患的罕见疾病。该型患者乳牙髓腔增大,大量暴露。影像学表现为牙齿因牙本质萎缩而中空,被称为“壳状牙”。

最常见的Ⅱ型牙本质发育不全,即遗传性乳光牙本质,又称先天性乳光牙。为常染色体显性遗传病,较少见。乳、恒牙均可受累。牙冠呈微黄色半透明，光照下呈乳光。牙釉质易从釉牙本质界处脱离，使牙本质暴露，从而发生严重的咀嚼磨损导致低位咬合时，可并发牙髓炎或根尖周炎，也可继发颞下颌关节功能紊乱等疾病。在乳牙列，全部牙冠可被磨损至龈缘，造成语言功能、咀嚼障碍，影响美观。X 射线见牙根短而尖细，髓室、根管狭窄或完全闭锁。

2. 诊断要点

(1)全口牙冠呈浅黄色半透明样，光照下呈现乳光。

(2)牙釉质剥脱，牙本质磨损，重者磨损至龈缘，可并发牙髓炎或根尖周炎，也可继发颞下颌关节功能紊乱等疾病。

(3)X 射线见牙根短而尖细，髓室、根管狭窄或完全闭锁。

(4)乳、恒牙均可受累。

(5)有家族遗传史。

3. 治疗　在乳牙列，可用覆盖𬌗面和切缘的𬌗垫预防和处理。在恒牙列，可用冠修复或覆盖义齿、𬌗垫修复等。对并发的牙髓炎、根尖周炎、颞下颌关节功能紊乱者也应做相应治疗。

(三)先天性梅毒牙

先天性梅毒牙是在胚胎发育后期和出生后第 1 个月，牙胚受梅毒螺旋体侵犯所造成的牙釉质和牙本质的发育不全。先天性梅毒患者中 10%～30% 的有先天性梅毒牙表征，表现为半月形切牙和桑葚状磨牙。主要发生在切牙和第一恒磨牙，乳牙和其他恒牙偶见。

1. 发病机制　梅毒牙多见于恒牙列，乳牙列极少累及，主要与下列因素有关：梅毒螺旋体不易经过胎盘屏障直接作用于胎儿；如果梅毒在胚胎早期即经过胎盘屏障而严重侵犯组织，胎儿易流产，不会引起先天性梅毒牙；梅毒对组织损害最严重的时期，是在胚胎末期及出生后第 1 个月。

2. 临床表现

(1)半月形切牙：亦称哈钦森牙(Hutchinson teeth)。Hutchinson 发现先天性梅毒患者有 3 项基本特征，即间质性角膜炎、中耳炎或耳聋、半月形切牙。半月形切牙多见于上中切牙，切缘狭窄，中央部凹陷有切迹。两切角圆钝，形如新月状。有时下颌 4 个切牙也可出现类似的形态改变。

(2)桑葚状磨牙：发生在第一磨牙，牙冠短小，牙尖向中央靠拢而使牙横径最大处在牙颈部。牙釉质呈多个不规则的小结节和坑窝凹陷，散在分布于牙面,犹如桑葚状。

(3)蕾状磨牙:有时第一磨牙虽不似桑葚状,但牙尖向中央凑拢,使牙面收缩,似花蕾,故称蕾状磨牙。

先天性梅毒患儿,除有牙齿形态和结构异常外,还可出现牙位异常、牙缺失、牙萌出过早或过迟、乳牙滞留、咬合异常等,但这些表现不是先天性梅毒特有的症状。

3. 诊断要点

(1)双亲之一有梅毒病史,梅毒螺旋体血清实验阳性。

(2)恒中切牙和下切牙呈半月形切牙,第一恒磨牙呈桑葚状磨牙,有时伴有牙齿数目或萌出异常。

(3)部分患者有先天性梅毒的其他临床表现,如听力或视力差等。

4. 治疗　梅毒螺旋体血清实验阳性的患者,应先进行抗梅毒治疗。治疗先天性梅毒牙可用光固化复合树脂及贴面或全冠修复。

5. 预防　在妊娠早期治疗梅毒,是预防先天性梅毒牙的有效方法。若在妊娠4个月内用抗生素进行抗梅毒治疗,95%的婴儿可避免罹患先天性梅毒,从而防止梅毒牙的发生。

二、着色牙

着色牙是口腔常见疾病,各个年龄组人群均可发生;既可以发生在乳牙,也可以发生在恒牙。根据病因的不同,又可以分为内源性着色牙和外源性着色牙两大类。

内源性着色牙是指由于受到疾病或药物的影响,牙齿内部结构包括牙釉质、牙本质等均发生着色,常伴有牙齿发育异常,活髓牙和无髓牙均可以受累。其病因根据牙齿萌出情况而有所不同。在牙齿未萌出前,影响牙胚胎发育及硬组织形成的原因包括系统性疾病,如婴幼儿高胆红素血症、血液系统疾病、四环素族药物的应用等;而在牙齿萌出后,由于化学物质、外伤、抗生素使用等也可引起内源性牙着色。

外源性着色牙主要指由于药物、食物、饮料(如茶叶、咖啡、巧克力等)中的色素沉积在牙齿表面引起牙齿着色,牙齿内部组织结构完好,只影响牙齿美观,不影响牙齿功能。

(一)氟牙症

氟牙症又称氟斑牙或斑釉牙,是指牙在发育矿化时期摄入过量氟元素所引起的一种特殊的牙釉质发育不全，是地方性慢性氟中毒最早出现的一种特异性体征，常发生在高氟区出生和成长的人群。氟中毒除了影响牙齿外，严重者同时患氟骨症，应引起高度重视。

1. 流行病学　氟牙症的流行具有显著的地区性，其发病率与当地水、土壤、空气及食物中的含氟量过多密切相关。一般情况认为饮水氟含量以0.5～1.0 mg/L为适宜浓度，超过此浓度就可能引起氟牙症的流行；如我国西北、华北、东北等一些地区，水氟浓度超过3 mg/L。

我国的一些高氟煤矿区，饮水氟浓度很低，但由于燃高含氟煤取暖、烘烤粮食而造成气源性氟污染，土壤、空气、食物中的氟含量很高，居民从粮食、空气中摄入了过多的氟，也会产生氟牙症。

2. 病因　氟牙症的发生及其严重程度随饮水中氟含量浓度的上升而增加，但水氟含量过高，并不是引起氟牙症的唯一原因。某些地区食物、蔬菜和燃料中含氟量高，即使当地居民的饮水中含氟量低于1 mg/L，也会影响牙的发育，发生氟牙症。此外，机体对氟化物的感受性存在个体差异，生活在同一高氟地区的人不一定都患氟牙症，严重程度也可不一。

根据人体对氟化物摄入来源的不同，将氟牙症分为以下几种类型。

(1)饮水型：目前认为饮水中氟含量过高是氟牙症的主要病因。饮水是人体氟的主要来源，水中的氟很容易被人体吸收。据报道，饮水中氟含量为1 mg/L时，牙具有较强的抗龋能力，一般不出现氟中毒；超过此浓度，可发生氟牙症。人体氟的摄入量受到饮水氟浓度和饮水量的调控。由于氟的多源性来源，即使在饮水氟浓度在1 mg/L及其以下的国家和地区也可出现氟牙症的流行。

(2)食物型：人体每天摄入的氟约有35%来自食物，食物是人体摄氟的第二主要来源。所有食品，包括植物或动物食品中都含有一定量的氟。食物型氟中毒已成为氟中毒的一种重要类型。

(3)空气污染型：空气中的氟虽然不是人体氟的主要来源，但在某些特殊环境条件下空气中的氟仍然会给人体带来危害，我国一些高氟煤矿区(云、贵、川、重庆三峡等地区)，因地处高寒地区，雨季较多，当地居民长年直接燃烧高含氟煤取暖、烘烤粮食等造成气源性氟污染，土壤、空气中氟含量很高，居民从粮食、空气中摄入了过多的氟，也会产生氟牙症。

(4)工业污染型：含氟废物高的工厂(如铝厂、磷肥厂)附近的空气、农作物受污染，食品含氟量增高，也可引起地方性氟病的流行。

(5)饮茶型:饮茶可增加人体氟的来源,茶叶干品中含的氟可被浸泡出来,在淡茶水中也含有约1 mg/L以上的氟。一个嗜好饮茶的人,每日从茶叶中摄入1~3 mg/L的氟。

(6)含氟制剂使用过程中引起的慢性氟中毒:氟化物补充剂有氟片、氟滴剂、维生素丸、氟口香糖等同样有造成氟牙症的危险。儿童使用含氟牙膏,是最易增加氟牙症的危险因素之一,儿童吞咽功能尚未发育完全和不熟悉漱口,部分含氟牙膏被咽下所致。研究表明,通常6岁以下的儿童使用含氟牙膏,有20%左右的含氟牙膏被咽下,3岁儿童可吸入1/3的氟牙物牙膏,1~2岁的婴儿使用氟化牙膏摄入的氟量更高。14个月前的婴儿使用氟化牙膏和服补充氟的药物是儿童患病的主要原因。

氟对牙齿的损害,主要是在牙齿的矿化时期,若牙齿已矿化完成,则可避免氟的损害。故根据患牙牙位结合牙齿矿化完成时间可以推断损害发生的时间段。氟牙症的发生一般在7~8岁前已基本形成,而其表现是在牙齿萌出后才被发现。氟牙症和个体摄取的氟量有直接关系;当婴儿出生后1~3岁时,氟的摄入量最多,牙釉质对氟也最为敏感,氟牙症侵犯切缘和牙尖部位。牙釉质越厚受氟损害越严重,因中切牙切缘没有牙本质,全层均为牙釉质,因而受损最严重。由于各个牙齿发育的时间不尽相同,随着不同时期摄氟量的不同,牙齿受氟损害的程度也不尽相同。

3. 临床表现

(1)发生部位:氟牙症常发生在同一时期萌出的同名牙上,具有对称性。氟牙症多发生在恒牙,乳牙很少见,程度也较轻。因为乳牙釉质形成和钙化大多在胚胎时期和婴儿期。由于母体胎盘屏障的作用,氟能通过胎盘的量极少,母乳中的氟含量也相对稳定,不会因母体摄氟过多而增高。

(2)患牙牙数:患氟牙症牙数的多少取决于牙发育矿化时期在高氟区生活时间的长短,出生至出生后长期居住在高氟区,可使全口牙受侵害。如2岁前生活在高氟区,以后迁移至非高氟区,在恒牙氟牙症可能表现在前牙和第一恒磨牙;如果生活在低氟区的儿童,6~7岁以后再迁入高氟区,一般不会出现氟牙症。

(3)牙面表现:患牙釉质呈白色斑纹,甚至整个牙釉质表面为无光泽的白垩色;有些牙呈黄褐色、棕褐色横纹或斑块;严重者有实质性缺损,患牙失去整体外形。氟牙症牙釉质和牙本质硬度降低,耐磨性差,抗酸力较强。一般无自觉症状,但发生在前牙,影响美观。

根据牙表面染色、光泽度及缺损程度，Dean 将氟牙症分为正常、可疑、极轻、轻度、中度、重度六类。

(4)严重的慢性氟中毒者，除牙齿变化外，常有氟骨症、骨硬化症、关节病变、贫血等，严重者脊柱硬化、折断而危及生命。

4. 诊断要点

(1)患者在 6 ~ 7 岁前是否居住在含氟高的地区。

(2)无自觉症状。

(3)波及同一发育期的牙齿，呈对称性，多数累及全口牙。

(4)探查表面坚硬，有光泽。

(5)轻度氟牙症，牙釉质上的白色不透明区更广泛，但不超过牙面的 1/2；中度氟牙症，整个牙面牙釉质受累并有显著的磨损，呈黄褐色或棕褐色；重度氟牙症，牙釉质表面严重受累，发育不全明显，牙面广泛着色呈棕褐色，影响牙面形态。

(6)重症可伴有全身骨骼或关节的增殖性改变及活动受限(氟骨症)。

5. 鉴别诊断

(1)牙釉质发育不全：①牙釉质发育不全的牙面有实质性的缺损，即在牙釉质表面出现带状或窝状棕色的缺陷，牙面常为棕褐色蜂窝状缺损，甚至无牙釉质覆盖。在同一牙上除了病损区外，其他部位的牙釉质是正常的。在同一牙列上，除了患牙以外，其余的牙是正常的。牙釉质发育不全的牙容易磨损，也易发生龋病，并且进展较快，从而造成患牙的过早丧失。牙釉质发育不全根据病损的牙位与部位，可以推断出牙釉质发生障碍的时期。氟牙症的牙釉质缺损表现为坑凹状缺损，大小、深浅不一，呈鸟啄状或蜂窝状。在同一个牙上，除病变比较明显的区域以外，其余的釉面也有不同程度的氟牙症表现，而缺损的分布与牙釉质形成无明显的年代关系。②牙釉质发育不全白垩色斑的周界比较明确，且其纹线与牙釉质的生长发育线相平等吻合。氟牙症的斑块呈散在的云雾状，周界不明确，与生长发育线不相吻合。③牙釉质发育不全可发生在单个牙或一组牙；而氟牙症发生在多数牙，以上颌前牙多见。④氟牙症患者有在高氟区的生活史。

(2)四环素牙：四环素牙牙釉质表面有光泽，由于是牙本质着色，整个牙变暗，呈黄褐色，带状缺损多呈散在、不规则分布、有四环素接触史。四环素族药物对乳牙和恒牙均能产生影响。慢性氟中毒则以损害恒牙为主，乳牙的损害较轻。

6. 治疗　对已形成的氟牙症,轻症不需治疗,着色较深但无明显缺损的患牙可用漂白脱色法脱色。重度有缺损的患牙可用复合树脂直接贴面,烤瓷贴面或烤瓷冠修复。

使用漂白剂作用于变色牙后,其颜色可部分或全部脱色,称之为牙齿漂白脱色法。漂白治疗的方法主要分外漂白和内漂白两种。

由于药物的漂白作用是由外向内逐步深入,越到深层效果越不明显。故外漂白方法对于重度的四环素牙疗效相对较差,只适用于无实质缺损的氟牙症,轻、中度四环素牙,外染色牙和其他原因引起的轻、中度变色牙,而且主要是活髓牙。包括诊室漂白和家庭漂白。

(1)诊室漂白:漂白操作由医护人员在诊疗室进行。诊室漂白术使用的药物大为强氧化剂,如30%过氧化氢、10%~15%过氧化脲等药物,置于牙冠表面进行漂白。在放置药物的同时还可辅助加用激光照射、红外线照射、冷光源照射等方法增加脱色效果。方法如下。①清洁牙面。②保护牙龈:治疗前先用凡士林涂布牙龈、软组织表面以保护牙龈及软组织,橡皮障隔湿。③涂药:吹干后用棉球蘸30%过氧化氢溶液,或使用凝胶,反复涂布牙面。然后不断更换新鲜药液棉球,每次持续约20 min,每次处理后能产生明显的脱色效果。④加热:使用漂白灯或激光、红外线等加热装置照射,注意温度不要过高,以免引起组织损伤。⑤治疗结束:冲洗牙面,移去橡皮障,擦除凡士林。询问患者是否有过敏症状或其他不适,给予适当处理。⑥治疗时间:一般为每周1次,每次30~45 min,直到牙齿达到漂白效果为止。治疗可持续2~6次。

(2)家庭漂白法:是指患者可把漂白药物带回家并通过特定的装置自行实施漂白操作。家庭漂白剂一般采用10%~15%过氧化脲作为主要成分并配成凝胶制剂。根据患者牙殆特制托盘。患者睡觉前将放有漂白凝胶的托盘戴入口中,早晨起床后取出托盘(保证凝胶与着色牙接触8 h左右,但每天使用不应超过12 h)。1次/d,连续2周为1个疗程。及时记录是否有牙龈刺激、上腭烧灼感,是否感觉有不良气味、牙齿感觉过敏等,应及时告诉医师以便采取相应措施。定期复查。此方法给着色牙患者提供了方便,减少了复诊时间。

7. 预防

(1)预防氟牙症最根本的方法是改良水源,降低氟摄入量。可选择含氟量适宜的水源,应用活性矾土或活性炭去除水源中过量的氟。

（2）对于燃煤污染型病区，通风、改灶，改变烘烤粮食的方法等，减少生活燃煤所带来的空气、土壤、食物等的氟污染。

（3）改变饮食习惯及烹调方法，减少氟化物在食物中的聚集，控制长期摄入高含氟食物量。合理处理工业“三废”，加强个体防护，改善工作环境，预防工业氟污染。

（4）严格控制儿童防龋过程中，使用含氟制剂的剂量，掌握正确方法，强调安全用氟的重要性。

（5）国家卫生部门与水利部门以及防疫部门的加强合作，加大对人体摄氟“多源性”及其“总摄氟量”的研究力度，制定“安全摄氟量”标准。

（二）四环素牙

儿童在牙发育矿化期间，服用了四环素族药物，如四环素、地美环素、土霉素、金霉素、米诺环素等，使牙齿的颜色和结构发生改变，牙萌出后呈浅黄或黄色、浅灰或深灰、浅褐或褐色称四环素牙。严重程度与服用剂量有关。

1. 发病机制　四环素族药物具有和多价阳离子亲和的性能，对牙齿硬组织和骨组织亦具有极好的亲和力。在牙齿发育钙化过程中，人体摄入的四环素族药物容易沉积到牙体硬组织，形成稳定的四环素钙正磷酸盐复合物，沉积在牙本质中，使牙着色。在四环素钙复合物沉积过程中，还可抑制成牙本质细胞合成胶原，抑制牙本质矿物质沉积，也可影响牙釉质的正常发育，致使牙齿形成不可逆的损害。变色从牙齿表面见是发暗、比较均匀一致，因为颜色是从牙本质里面透出来的。在荧光显微镜下观察或拍片，可以在牙本质和牙釉质牙本质交界处见到有四环素特征的黄色荧光带。

2. 临床表现　在我国多见于20世纪60～70年代出生的人，主要表现为牙齿着色，或伴有不同程度的牙釉质发育不全。影响四环素牙染色程度的因素包括四环素族药物的种类、用药剂量、服药年龄及持续时间等。

（1）四环素牙：萌出后一般呈黄色，阳光照射下显出明亮黄色荧光，以后逐渐由黄色变成棕褐色或深灰色。

（2）在四环素族药物中，短期服用大剂量缩水四环素、金霉素和盐酸四环素后牙齿变色最深，服用金霉素和土霉素牙齿染色则较浅些。

（3）服药时间持续越长，给药次数越多，剂量越大，则牙齿变色越深。由于四环素牙主要是牙本质着色，服药年龄越早，色素沉积愈靠近釉牙本质界处的牙本质层，颜色则容易透过牙釉质显露出来，故服药年龄越早牙齿显色越深。

(4)由于牙颈部牙釉质较薄,故多数四环素牙病例中牙颈部显色较牙冠其他部位深。

(5)除引起四环素牙外,还可抑制牙齿的基质形成和早期矿化,造成牙釉质发育不全。当牙釉质缺损后,患牙着色会更加严重。

3. 诊断要点

(1)婴幼儿时期或母亲妊娠时期曾服用过四环素族药物。

(2)全口牙齿呈均匀一致的黄色、灰色改变,患牙可在紫外光下显示荧光,以后逐渐由黄色变成棕褐色或深灰色。

(3)牙冠外形一般正常,坚硬光滑,有时合并牙釉质发育不全。

4. 鉴别诊断　本病主要与氟牙症相鉴别。

四环素牙牙釉质表面有光泽,由于是牙本质着色,整个牙变暗,呈黄褐色,带状缺损多呈散在、不规则分布、有四环素接触史。四环素族药物对乳牙和恒牙均能产生影响。

氟牙症患者在6~7岁前有在高氟区居住史。波及同一发育期的牙齿,呈对称性,多数累及全口牙。轻度牙釉质表面有白垩色不透明改变,中重度则有显著缺损,牙面呈黄褐色或棕褐色,以损害恒牙为主,乳牙的损害较轻。

5. 防治　四环素牙是完全可以预防的。我国药典已明文规定,为预防发生四环素牙的发生,孕妇、哺乳期妇女及8岁以前的儿童禁止服用四环素族药物。

对四环素牙,着色浅、牙体形态完整者可不治疗;中度着色无牙釉质缺损者可用漂白脱色法脱色;着色严重或伴有牙釉质明显缺损者可用光固化复合树脂贴面或烤瓷冠修复,也可在漂白脱色基础上,再进行遮盖修复。

三、牙形态异常

牙齿形态异常又称畸形牙,表现形式较多,包括畸形中央尖、畸形舌侧窝、畸形根面沟、畸形舌侧尖、牙中牙、融合牙、结合牙、双生牙、牙外突、巨牙、小牙、釉珠、釉突。

(一)畸形中央尖

𬌗面中央窝或颊、舌三角嵴上的一个额外的圆锥形突起,锥体内有纤细的髓角伸入称畸形中央尖。发生此种畸形的原因为在牙发育期间,成釉器异常突起，牙乳头也相应伸入突起内，形成牙釉质和牙本质所致。

1. 临床表现　畸形中央尖多发生在下颌前磨牙，下颌第二前磨牙最常见。可同时出现在一组前磨牙上，呈对称性分布，也可只发生在个别前磨牙上。其形态为圆锥形或圆钝状突起，高 1 ~ 3 mm。中央尖大部分由牙釉质组成，中央有纤细的髓角突入。当患牙萌出并建立咬合后，此突起易被折断，当中央尖磨损或折断后，𬌗面有牙本质颜色的淡黄色圆圈，中央有一深色的小点，此时除有些患者有牙本质敏感症状外多无其他不适。如畸形中央尖磨损或折断导致髓角暴露，可引起牙髓病、根尖周病，牙根尚未完全形成则可使牙根停止发育。如折断发生在牙根发育完成前，因牙髓感染，牙乳头遭到破坏，致使牙根发育停止，X 射线片上可见患牙牙根短，根尖部敞开呈喇叭状。有些圆钝状的中央尖在接触后，逐渐被磨损，相应髓角处可形成修复性牙本质，或畸形中央尖属无髓角伸入型，这类牙的牙髓可保持正常，而不影响牙根的继续发育。

2. 诊断要点

(1) 好发于前磨牙𬌗面中央，也可见于牙尖内斜嵴，圆锥形突起或圆钝状突起，高 1 ~ 3 mm，外层包绕牙釉质。

(2) 中央尖极易因咬合作用而折断，使牙本质暴露，𬌗面有牙本质颜色的淡黄色圆圈，中央有一深色的小点。

(3) 牙髓组织常可突入中央尖，X 射线片可见髓室顶突入中央尖中。

(4) 中央尖极易折断，导致牙髓感染，进一步发展为牙髓病或根尖周病。

3. 治疗

(1) 无症状圆钝而无妨碍的中央尖可进行观察，暂不处理。

(2) 尖而长的中央尖易折断或磨损而露髓，可在牙齿萌出后进行少量多次调磨（每次间隔 2 ~ 3 周，每次磨除厚度不得超过 0.5 mm），促进髓角处修复性牙本质的形成，每次调磨后即涂 75% 氟化钠，以防牙本质敏感。也可在麻醉和严格消毒下，一次性磨去中央尖，制备洞形，并视牙髓是否暴露，选用直接盖髓术或间接盖髓术。

(3) 年轻恒牙根尖孔尚未形成并发早期牙髓炎者，已引起牙髓或根尖周病变者，应尽量保存活髓行直接盖髓术或活髓切断术，不能保留活髓的尽可能保存牙乳头，行根尖诱导成形术，诱导牙根继续发育完成。牙根发育完成的患牙发生牙髓和根尖周病者，行根管治疗术。

(4)牙根短、根尖周感染严重、牙松动明显的患牙,应考虑拔除。

(二)牙内陷

牙内陷是牙在发育时期,成釉器过度卷叠或局部过度增殖,深入到牙乳头中所致的发育畸形。根据牙内陷的深浅程度及形态变异,临床上可分为畸形舌侧窝、畸形根面沟、畸形舌侧尖和牙中牙。

1. 临床表现

(1)畸形舌侧窝:是牙内陷最轻的一种,多发生于上颌侧切牙。舌侧窝呈囊状内陷,囊底常无牙釉质覆盖,牙本质发育亦较差,加之食物残渣容易滞留,利于细菌滋生,感染可由此进入牙髓,引起牙髓感染、坏死及根尖周病。

(2)畸形根面沟:可与畸形舌侧窝同时出现,为一条舌侧纵沟,越过舌隆突至根方,沟的长短深浅不等,严重者可达根尖部,有时将根一分为二,形成一个额外根。畸形根面沟使龈沟底封闭不良,上皮在该处呈病理性附着,并形成骨下袋,成为细菌、毒素入侵的途径,导致牙周组织的破坏。

(3)畸形舌侧尖:除舌侧窝内陷外,舌隆突呈圆锥形突起,有时突起似牙尖。牙髓组织亦随之进入舌侧尖内,形成纤细髓角,易造成磨损而引起继发牙髓病和根尖周病。

(4)牙中牙:是牙内陷最严重的一种,牙呈圆锥状,X 射线片示其深入内陷部好似包含在牙中的一个小牙。

2. 诊断要点

(1)上颌侧切牙多见,中切牙及尖牙偶见。

(2)畸形舌侧窝:患牙舌侧窝呈囊状凹陷,可继发牙髓感染、坏死及根尖周病。

(3)畸形根面沟:舌侧窝可见异常发育沟越过舌隆突延伸至舌侧根面,重者可达根尖,将牙根分裂为二,可继发牙周组织感染。

(4)畸形舌侧尖:舌隆突呈圆锥形突起,有时突起似牙尖。牙髓组织有时内有髓角深入,易磨损折断,可继发牙髓病和根尖周病。

(5)牙中牙:牙齿呈圆锥形,X 射线片显示内陷的牙釉质含在牙中的一个小牙。

3. 治疗　对牙内陷患牙应进行牙髓活力测试及 X 射线片检查,了解有无并发症发生。

(1)畸形舌侧窝:畸形舌侧窝的牙齿易患龋,应早期进行窝沟封闭或预防性充填,以预防龋齿发生。已发生龋齿的牙应及时治疗,避免进一步发展成为牙髓病和根尖周病。已并发牙髓病及根尖周病者,行根管治疗。

(2)畸形根面沟:应根据沟的深浅、长短及牙髓牙周情况,采取相应的治疗。牙髓活力正常伴腭侧牙周袋者,先做翻瓣术暴露患牙腭侧根面,沟浅者,可磨除并修整外形;沟深者,制备洞形,常规玻璃离子黏固粉充填,生理盐水清洗创面,缝合,上颌牙周塞治剂,7 d 后拆线。牙髓活力异常伴腭侧牙周袋者,可在根管治疗术后,行翻瓣术,并处理裂沟;若裂沟已达根尖部,因牙周组织广泛破坏,治疗预后不佳,应予拔除。

(3)畸形舌侧尖:如果畸形舌侧尖较圆钝且不妨碍咬合,可不做处理。干扰咬合和高而尖的舌尖可以磨除畸形尖,根据牙髓情况选择行间接盖髓、直接盖髓或部分冠髓切断。注意选择合适的治疗时机,避免影响年轻恒牙的牙根发育。

(4)牙中牙:变异严重的常规 X 射线片不能表现根管的三维形态,可采用 CBCT 帮助了解髓腔内陷畸形及与根管外侧壁的相接结构。治疗可在显微镜下采用超声技术辅助开展。

(5)严重牙内陷患牙:牙髓、根尖周病及牙周疾病治疗效果差,预后不佳者,可考虑拔除患牙。

(三)融合牙、结合牙、双生牙

1. 融合牙　是两个分别发育的牙胚融合而成,可分完全融合和部分融合两种。融合牙一般认为是压力所致。如果压力发生在两个牙胚钙化之前,则形成牙冠部融合;如果压力发生在牙冠发育完成之后,则为冠分开,根融合,根管可能分开或融合,但牙本质相通连。乳牙融合较恒牙更常见。最常见为下颌乳切牙。此外,正常牙与额外牙也可发生融合。

2. 结合牙　是两个牙在牙根发育完成后发生牙骨质粘连。其原因可能是由于创伤或牙拥挤,两个牙齿间牙槽骨吸收,使两个邻牙靠拢,以后牙骨质增生将两牙结合在一起。结合牙偶见于上颌第二磨牙和第三磨牙区。因其形成时间较晚,而且两牙牙本质各自分开,故易与融合牙相鉴别。

3. 双生牙　是由一个内向的凹陷将一个牙胚不完全分开而形成。通常双生牙为完全或不完全分开的牙冠,有一个共同的牙根和根管。双生牙在乳牙列与恒牙列皆可发生。双生乳牙常伴有继承恒牙的先天性缺失。

4. 治疗

(1)融合牙对牙列影响不大时,可不予处理。融合线处可通过窝沟封闭预防龋齿,也可做预防性充填。

(2)乳牙列融合牙或双生牙可延缓牙根的生理性吸收,阻碍其继承恒牙的萌出。如有继承恒牙,应定期观察,及时拔除乳牙。

(3)发生在上颌前牙区的融合牙或双生牙,如影响美观,可用复合树脂、贴面等方式处理,一方面改善美观,另一方面消除菌斑滞留区;也可将患牙适当调磨,使牙略微变小,改进美观。

(4)结合牙易造成菌斑滞留,而引起龋病或牙周组织炎症,必要时可考虑切割分离并拔除非功能牙。

(5)替牙前后应进行 X 射线检查有无恒牙先天性缺失,及时进行间隙管理。

四、牙萌出与脱落异常

牙萌出有一定的生理规律,具有顺序性、对称性和时间性。牙萌出异常,包括早萌、迟萌和异位萌出 3 类。牙脱落异常最常见的表现为牙齿固连和乳牙滞留。

(一)早萌

早萌指牙萌出过早。多见于下颌乳切牙。在刚出生的婴儿口腔中已经萌出的乳牙,称“诞生牙”。在出生后 30 d 内萌出的乳牙称“新生儿牙”。早萌牙的牙根常发育不全,甚至无牙根,缺乏牙槽骨支持,松动明显;早萌牙影响哺乳,并可因松动脱落误吸,应尽早拔除。

个别恒牙早萌,多为乳牙早失所致。多数或全部恒牙早萌极少见。在脑垂体、甲状腺及生殖腺功能亢进的患者,可出现恒牙过早萌出。控制乳磨牙根尖周围炎症是防止恒牙早萌的重要治疗环节。

(二)迟萌

迟萌指牙萌出过迟。多数或全口牙迟萌,可能与某些系统病及遗传病有关,如佝偻病、呆小症和锁骨颅骨发育不全等,但大多数的患者原因不明。局部因素或外部因素也可能造成迟萌,如牙龈纤维瘤病,致密的结缔组织可阻碍牙齿萌出。

个别恒牙迟萌往往与乳牙滞留有关。恒牙萌出困难，多见于上颌切牙，因乳切牙过早脱落，长期用牙龈咀嚼，使局部黏膜角化增厚，牙龈坚韧肥厚所致。临床上可拍X射线片，了解牙胚情况；如有恒牙胚，可在局部麻醉下，施行开窗助萌术，即切除受阻牙切缘部位增厚的牙龈组织，露出切缘以利萌出。但手术前需认真研读X射线片，以了解受阻恒牙的牙轴方向、牙根发育状况、牙根是否弯曲等情况，否则若牙根弯曲、牙轴方向异常或存在其他阻碍，行助萌术之后牙齿也难以萌出。

（三）异位萌出

牙齿不在正常牙位上萌出为异位萌出。乳牙较少出现异位萌出。恒牙异位萌出常见于上颌尖牙的唇侧错位、上颌第一恒磨牙错位及上、下颌前磨牙的舌侧错位。其原因多因乳牙滞留占据了恒牙位置或乳牙过早脱落造成邻牙移位，以致空间不够致恒牙异位萌出。若乳恒牙替换时出现恒牙轻度排列不齐、拥挤或错位，在恒牙萌出过程中多可自行调整，不必处理；如不能自行调整，则需正畸治疗。乳牙滞留引起的恒牙异位应及时拔除滞留乳牙；乳磨牙如过早脱落，应做导萌器或间隙维持器，以防止恒牙异位萌出。

（四）牙齿固连

牙齿固连是牙骨质和牙槽骨的直接结合，固连部位牙周膜丧失，患牙的𬌗面低于邻牙正常的𬌗平面，有人称之为下沉牙或低𬌗牙。

1. 病因　发病机制至今尚未完全明了，一般认为在乳牙牙根生理性吸收和骨沉积的交替过程中，因牙周组织发育障碍，会出现牙齿固连。

2. 临床表现　牙齿固连的发生具有家族性和种族性。乳牙比恒牙好发，下颌牙比上颌牙好发。诊断指征有：牙齿下沉；因牙周膜缓冲作用减少，患牙呈实性叩诊音；患牙正常的生理动度消失；X射线表现为牙周膜消失，根骨连接处不清。

3. 治疗　对于轻度下沉的患牙，应定期观察能否自行替换。利用树脂、金属冠或嵌体等修复低位乳牙修复维持颌间高度。对于快速进展型、重度低位和牙根吸收缓慢的患牙，可拔除患牙，维持间隙。

（五）乳牙滞留

乳牙滞留是指继承恒牙已萌出，乳牙未能按时脱落，或恒牙未萌出，乳牙仍保留在恒牙列中。

1. 病因　继承恒牙先天缺失、埋伏阻生、异位萌出等,乳牙牙根未吸收或吸收不完全,不能按时脱落;或全身因素,如佝偻病、侏儒症、外胚叶发育异常等致多数乳牙滞留。

2. 临床表现　混合牙列时期,最常见的是下颌乳中切牙滞留,后继恒中切牙于舌侧萌出,乳牙滞留于唇侧,呈“双排牙”现象。

3. 治疗　当恒牙异位萌出,乳牙尚未脱落,应及时拔除滞留乳牙,解除恒牙萌出的障碍。对于继承恒牙先天缺失的乳牙,由于可在牙列中存留很长时间,可承担咀嚼功能,一般尽量予以保留。但由于乳牙的衰老、磨耗,一般不能使用终身,最终会逐渐松动脱落,可根据情况考虑种植修复或其他修复方式。

五、牙数目异常

牙数目异常表现为牙齿数目过多或牙齿数目不足。

(一)牙齿数目过多

指正常牙类、牙数以外额外的牙,又称多生牙。除多生牙外,还可表现为牙瘤。

1. 多生牙　多生牙是人类正常牙列以外的牙。

(1)病因:多生牙的病因至今仍未认定。对额外牙形成原因有数种推测:牙胚的分裂,牙板局部活性亢进,牙板过度增殖,形成过多的牙蕾;或在牙板断裂时,脱落的上皮细胞过度增殖。此外,进化过程中的返祖现象、遗传因素等都可能与之相关。

(2)临床表现:多生牙较少见于乳牙列,多见于混合牙列和恒牙列,其顺序是混合牙列>恒牙列>乳牙列。多生牙可发生在牙列的任何部位,也可阻生在颌骨内。最多见为“正中牙”,位于上颌两中切牙间,常为单个,但也可成对,体积小,牙冠呈圆锥形,牙根短。其次是牙弓末端第三磨牙后,称第四磨牙。多生牙对牙列发育的影响,主要表现在对恒牙的发育和萌出方面,如引起恒牙迟萌或异位萌出,出现牙间间隙、牙移位、牙根弯曲、邻牙扭转等。有的还与正常牙融合,或出现含牙囊肿,有的甚至引起邻牙牙根吸收。

(3)治疗:为减少多生牙对乳牙和恒牙列的影响,应尽早发现,及时治疗。已萌出的多生牙应及时拔除。对埋伏的多生牙,如果影响恒牙的发育、萌出及排列,在不损伤恒牙胚的情况下应尽早拔除,拔除手术必须仔细小心，切勿因拔除多生牙而损伤正在发育的恒牙牙胚。若不影响恒牙胚的发育和萌出，可等恒牙牙根发育完成后再拔除额外牙。当多生牙与正常牙形态相似，或牙根有足够长度时，若因多生牙的存在造成正常牙位切牙的牙根吸收或弯曲畸形，可拔除正常牙位切牙而保留多生牙来代替正常切牙。

2. 牙瘤　牙瘤是牙胚细胞异常增殖所致，分为两种类型：组合型牙瘤和混合型牙瘤。组合型牙瘤中，所有的牙体组织有序排列，解剖上与牙相似。多发生于尖牙和切牙区域，上颌比下颌多见，X 射线表现为阻射影像，呈小的牙样结构。混合型牙瘤中，仅仅是牙体组织的混合，没有牙的形态，多发生于后牙区，X 射线表现为阻射团块。

牙瘤通常没有症状，常在 X 射线检查中发现。牙瘤的临床影响与多生牙相似，可造成恒牙不萌或阻生，乳牙滞留，并与牙源性囊肿形成有关。

治疗原则是在不损伤恒牙胚的情况下尽早去除，一般预后较好。

（二）牙齿数目不足

牙数目不足又称先天缺牙。乳牙列的牙缺失比较少见，按照缺失牙的数目，先天缺牙可分为个别牙缺失、多数牙缺失和先天无牙症。

按照与全身性疾病的关系，先天缺牙可分为单纯先天缺牙和伴综合征型先天缺牙。与缺牙相关的综合征有多种，常见的有外胚叶发育不全综合征、Reiger 综合征等。

1. 个别牙或多数牙先天缺失　个别牙缺失指缺失牙齿数目少于 6 颗（除第三磨牙外）；多数牙缺失指缺失 6 颗或更多的牙（除第三磨牙外）。

（1）病因：个别牙缺失的病因尚不明确，可能与牙板生成不足或牙胚增殖受到抑制有关。多数牙先天缺牙多与遗传因素有关。

（2）临床表现：口腔内先天牙缺失的数目和位置不一，可发生于乳牙列，也可发生在恒牙列，恒牙较乳牙多见，且存在明显的种族差异，男女比例约 2 : 3。

恒牙列中任何一颗牙都有先天缺失的可能，除第三磨牙外最常缺失的牙齿是下颌第二前磨牙、上颌侧切牙，上颌第二前磨牙和下颌切牙。最少缺失的是第一恒磨牙，其次是第二恒磨牙。乳牙列的牙缺失比较少见，可见于下颌乳切牙、上颌乳切牙和乳尖牙。乳牙列缺失者，继承恒牙列缺牙可能性大。

先天缺牙的诊断是根据牙的数目、形态、缺牙位置和间隙情况，明确有无牙外伤史和拔牙史，X 射线片检查结果是诊断的重要依据。如全景片和 CBCT 检查等。

(3)治疗：处理先天缺牙问题需要全面诊断，同时仔细评估牙弓长度和咬合关系。最重要的原则是恢复咀嚼功能，保持良好的咬合关系。缺牙较少时可不处理。多数牙缺失时，可做义齿修复。

2. 先天性无牙症　先天性无牙症是先天完全无牙或大多数牙先天缺失。通常是外胚叶发育不全的表现，同时合并有毛发、指甲、毛囊、皮脂腺、汗腺等发育异常，有家族遗传史。另外有报道单发在恒牙的无牙症，不影响毛发、指甲、皮肤等其他外胚叶器官，常常没有明确的家族史。

(1)病因：外胚叶发育不全综合征导致的先天性无牙症为遗传性疾病，遗传方式尚未完全明了，多数病例是伴 X 染色体隐性遗传，也可为常染色体显性或隐性遗传。

(2)临床表现：先天牙缺失的数目和位置不一，先天牙缺失表现为牙先天缺失、毛发稀疏和皮肤异常等多种综合征。

无汗型外胚叶发育不全的主要表现是患儿全身汗腺缺失或缺少，不能出汗或很少出汗，不耐受高温；患儿缺少毛囊和皮脂腺，皮肤干燥而多皱纹；毛发、眉毛、汗毛干枯稀少；指(趾)甲发育不良；患儿躯体发育迟缓、矮小，前额部和眶上部隆凸而鼻梁下陷，口唇突出，耳郭明显。30%～50%患儿智能较差。

口腔中最突出的表现是先天缺牙，余留牙间隙增宽，距离稀疏，牙形态小，前牙呈圆锥状。无牙部位的牙槽骨不发育，但颌骨发育不受影响。有的涎腺发育不良，唾液少，口干。

家长常因患儿不长牙而就诊咨询。

有汗型外胚叶发育不全又称毛发-指甲-牙综合征，主要表现是患儿汗腺发育正常，其他表现与无汗型外胚叶发育不全相似。口腔表现亦为牙先天缺失、缺失牙数不等或形态发育异常、牙釉质发育不良等。

(3)治疗：早期义齿修复以增强咀嚼能力，促进颌面部发育。随着儿童的生长发育，义齿需要进行适当的调整或重做。有些病例可能需要结合正畸治疗。

第六节　牙本质敏感症

牙本质敏感症(dentine hypersensitivity，DH)是指牙齿在受到外界刺激，如温度(冷、热)、化学(酸、甜)、机械作用(摩擦或咬硬物)及渗透压等所引起的短暂、尖锐的疼痛或不适的症状，随着刺激的出现和消退而迅速出现和消失。它是多种牙体病共有的一种症状，而不是一种独立疾病。

一、病因

1. 牙体硬组织病　使牙本质迅速暴露的各种疾病，如磨损、楔状缺损、龋病、牙釉质发育不全、牙折、酸蚀症等均可发生牙本质敏感症。通常与牙本质的暴露时间和修复性牙本质的形成速度有密切关系。有时敏感症状也会慢慢自行消失。

2. 牙周组织病　牙龈萎缩或牙周袋形成，牙颈部暴露也会出现牙本质敏感。

3. 医源性　充填修复时边缘不密合，使缝隙处牙本质暴露。过度的龈下洁治和根面平整术会破坏牙根表面的牙骨质，使牙本质暴露。

4. 其他　健康状况不佳、神经衰弱、长期失眠、月经期和妊娠后期妇女、因疾病和过度疲劳全身抵抗力下降时，都会使全身应激性增高，神经末梢敏感性增强，这时即使牙本质未暴露，也会使全口牙齿出现敏感症状。当身体情况恢复正常后，敏感症状自行消失。

二、临床表现

DH 主要表现为激发痛，当刷牙、咬硬物、遇冷、热、酸、甜刺激时产生酸痛，刺激去除后，症状立即消失。

探诊是检查 DH 最常用和简单的方法。用探针尖在牙面上探查时，可发现一个或几个敏感点或敏感区，尤其在𬌗面釉牙本质界和颈部釉牙骨质界处更为敏感。当探诊压力达到 80 g 时仍无反应时，视为该牙不敏感。

三、诊断要点

(1)患牙主要为激发痛,去除刺激后症状立即消失。

(2)可探查到敏感点。

(3)常伴有造成牙本质暴露的牙体硬组织病。

(4)患者可有健康状况不佳、神经衰弱、长期失眠等全身背景。

四、治疗

首先确定产生牙本质敏感症的原因是局部因素所致,还是由全身因素引起。全身因素所致者,通过治疗系统性疾病或适当休息,过敏症状可得到缓解。局部因素引起者,一般采用脱敏治疗,其原理是通过药物在牙本质层形成非传导性、不溶性物质,或使牙本质小管内容物凝固变性,或促使修复性牙本质形成,从而使过敏症状消失。

(1)牙本质暴露者:利用药物脱敏、激光脱敏及复合树脂充填修复等方法达到封闭牙本质小管的目的。

1)氟化钠法:在隔湿、干燥牙面后,用75%氟化钠甘油反复涂擦过敏区1~2 min,重复2~3次。氟化钠对软组织无刺激性,不会使牙变色,应用安全方便,适用于牙颈部过敏。

2)氯化锶:用10%氯化锶牙膏,也可局部涂擦75%氯化锶甘油或25%氯化锶。

3)碘化银:隔湿、干燥牙面后,涂3%碘酊0.5 min后,再用10%~30%硝酸银液,牙面上出现灰白色沉淀物,0.5 min后,同法再涂擦过敏区1~2次即可。

4)树脂类脱敏剂:作用机制为使牙本质小管内蛋白质沉淀,封闭牙本质小管,降低其通透性而阻断外界刺激。

5)钾盐:多采用5%硝酸钾和30%草酸钾脱敏。

6)激光:目前用Nd:YAG激光,功率范围是0.75~15 W。照射过敏区每次0.5 s,8~20次为1个疗程,是治疗牙本质敏感的安全阈值。

7)复合树脂充填法:对药物治疗无效,过敏区局限者可采用。必要时行牙髓失活治疗。

8)其他:使用含氟牙膏、咀嚼核桃仁、生大蒜或茶叶等食疗亦有一定的脱敏效果，适用于全口或多数牙咬合面过敏。这些方法安全简便，可在家中自行使用。

(2)治疗牙周病及咬合创伤。

(3)避免医源性破坏牙体硬组织。

(4)注意全身状态的调整。

第四章　牙周疾病

牙周组织由牙龈、牙周膜、牙骨质和牙槽骨组成，是牙齿的支持组织。牙周组织将牙齿牢固地附着于牙槽骨，承受咬合力。

牙周疾病是发生于上述牙周组织的疾病，广义是指牙周组织的各种病理情况，包括牙龈病和牙周炎。而狭义牙周病仅指牙周炎。

第一节　牙周病的病因学

口腔内有合适的温度、湿度及丰富的营养物质，给微生物的定植提供了合适的条件。目前，可从牙周袋分离出的微生物多达400种以上，包含需氧菌、厌氧菌，以及真菌、支原体、病毒等。正常情况下，口腔内的菌群之间相对平衡，菌群与宿主之间也保持着动态平衡，这种平衡对于口腔健康很重要，抑制了外源性微生物的影响，并且能够刺激宿主免疫反应，起到维持消化系统微生物生态平衡的作用。

当正常菌群失去相互制约或者微生物与宿主之间失去平衡时就会产生不良反应，细菌能够逃避宿主防御功能，细菌表面物质、产生的酶类和毒素，都能够破坏牙周组织。在牙周疾病发生的过程中，宿主和微生物的相互作用以及宿主自身的免疫炎症反应都起了重要作用。

一、牙周病的始动因子：牙菌斑生物膜

在牙周病病因研究中，对细菌的研究较深入。作为牙周病的始动因子，牙菌斑生物膜在牙周炎的发展过程中，各种细菌发挥不同的致病作用。牙菌斑是一种由基质包裹，相互黏附或黏附于牙面、牙间或修复体表面，质软而未矿化的细菌性群体，不能被水冲去或漱掉，是一种细菌性生物膜。

(一)牙菌斑生物膜的分类

牙菌斑分为龈上菌斑和龈下菌斑。

龈上菌斑位于牙龈缘以上,靠近牙龈处的菌斑对牙周组织危害最大,其他不易清洁的地方,如窝沟、邻接面也有菌斑附着。菌斑主要为革兰氏阳性兼性菌组成,成熟的菌斑中心为革兰氏阳性丝状菌,如颊纤毛菌、梭杆菌、放线菌,表面附着链球菌、韦荣球菌等。龈上菌斑与龈上牙石、龋齿的发生有关。

龈下菌斑位于龈缘以下,分为附着性龈下菌斑和非附着性龈下菌斑。附着性龈下菌斑由龈上菌斑延伸到牙周袋内,附着于牙面。牙周炎时附着性菌斑随着牙周袋的加深而增多。结构、成分和龈上菌斑相似,主要为革兰氏阳性球菌、杆菌、丝状菌,少量的螺旋体和革兰氏阴性短杆菌。它与龈下牙石、牙周炎、根面龋发生有关。

(二)牙菌斑生物膜的形成过程

牙菌斑生物膜的形成过程大致可分为3个基本阶段。首先是获得性薄膜的形成,起初有唾液蛋白或糖蛋白吸附于牙面,形成一层薄的无结构、无细胞的膜,在龈缘区域较厚,牙尖区域较薄。该膜含有蛋白质、糖类、脂肪,促进早期细菌的定植,同时为细菌提供营养。当有细菌发生黏附和共聚,口腔内形成获得性薄膜后,就开始陆续有细菌定植于薄膜。最初黏附的是一些革兰氏阳性球菌,后期定植菌又附着在早期定植菌表面,最后菌斑成熟。在这个过程中,细菌定植有先后顺序。先吸附的革兰氏阳性球菌,链球菌占大多数,接着是丝状菌、放线菌,随后厌氧菌、能动菌和螺旋体等微生物的比例上升。一般形成12 h的菌斑可由菌斑显示剂着色,9 d后各种细菌形成复杂的生态群体,10～30 d菌斑发展成熟达到高峰。

(三)菌斑微生物是引发牙周病的始动因子的证据

1.实验性龈炎观察　1965年,Löe等选择12名牙周健康的牙科学生,停止口腔卫生措施,使菌斑聚集在牙面,所有受试者在10～21 d均发生了实验性龈炎,牙菌斑数量增多,牙龈出血,有炎症。

2.流行病学调查　流行病学调查发现牙周病的分布、患病率和严重程度与该人群的口腔卫生情况、菌斑集聚呈正相关。

3.机械清除菌斑或抗菌治疗效果　采用机械清除菌斑的方法,如洁治、刮治等方法，牙周袋内的细菌数量减少，牙龈炎症减轻。

4. 抗菌药物　临床观察表明，甲硝唑、替硝唑、阿莫西林、氯己定治疗牙龈牙周炎症有疗效。

5. 动物实验　研究动物实验证明，仅有牙石或者牙颈部结扎等异物刺激，如无细菌感染，不会引起牙龈炎；使用有细菌的食物饲养，可造成实验动物发生牙周炎，并有组织学证据证明细菌的集聚与牙周破坏、骨吸收有关。

6. 宿主免疫反应　在牙周病患者龈沟液、血清中，常可检测到对牙周可疑致病菌的高滴度特异抗体，抗体在牙周炎治疗后下降。

二、局部和全身促进因素

(一)局部因素

1. 牙石　是附着于牙面或者修复体上，由正在钙化或已钙化的菌斑及沉积物，唾液或龈沟液中的矿物盐逐渐沉积而成。牙石中，75%～85%为无机盐(钙约占总重的40%以上，磷为20%，以及少量钠、镁和微量元素)，其余为有机物和水。牙石不能靠刷牙的方法去除。根据所在位置，分为龈上牙石和龈下牙石。

龈上牙石沉积在临床牙冠上，黄色或白色，有的因为外源性着色呈深色。在上颌第一恒磨牙颊面及下前牙区域较多，这是由于唾液腺导管开口在相应位置。

龈下牙石位于牙龈下，需要探诊辅助检查才能够确定。一般为黑色或者褐色，质地坚硬。大多位于牙周袋内，以牙邻面、舌、腭侧多见。

牙石与牙周病的关系十分密切，流行病学调查显示，牙石量与牙周炎呈明显的正相关。消毒的牙石在体内不会诱导炎症或者脓肿。因此，牙石对牙周组织的危害可能来源于其表面堆积的菌斑，以及牙石表面的多孔结构容易吸附大量的细菌毒素。去除牙石是牙周炎治疗和维护的基本原则。

2. 解剖结构的异常或者缺陷也是牙周病的促进因素。前牙的腭侧沟、磨牙的根分歧部位、根面的凹陷，都是容易聚集菌斑的位置。

3. 牙齿位置异常通常会妨碍口腔卫生措施的实施，容易堆积菌斑。

4. 牙齿拥挤、不良修复体、食物嵌塞、口腔不良习惯等都是牙周炎的局部促进因素。

(二)全身因素

1. 遗传因素　增加牙周炎易感性的遗传性疾病可能与宿主的易感性有关,包括白细胞黏附缺陷病、唐氏综合征、掌跖角化-牙周破坏综合征等。

2. 其他　雌激素、吸烟、2 型糖尿病、骨质疏松、精神紧张等都是牙周炎的危险因素。

综上,牙周炎的发生发展、疗效与患者自身的先天因素、后天因素、环境因素等息息相关。牙周炎的治疗需要患者的积极配合。

第二节　牙龈病

牙龈病是局限于牙龈组织的病变,一般不累及深层的牙周组织。根据 1999 年国际牙周疾病分类研讨会的建议,将牙龈疾病分为牙菌斑性龈病损(包括龈缘炎、青春期龈炎、妊娠期龈炎及药物性牙龈肥大等)和非菌斑性龈病损(如病毒、真菌等引起的牙龈病,全身疾病在牙龈的表现及遗传性病变)。

一、慢性龈炎

慢性龈炎是菌斑性牙龈病中最常见的一类,属于“仅与牙菌斑有关的牙龈炎”。本病又称边缘性龈炎和单纯性龈炎。炎症主要位于游离龈和龈乳头,是牙龈病中最常见的,发病率高,几乎所有人在一生中均可发生不同程度和不同范围的慢性龈炎。

(一)致病因素

由于菌斑微生物长期作用于牙龈,导致牙龈的炎症反应。而牙石、食物嵌塞、不良修复体、牙齿排列不齐等是促进菌斑滞留的因素,加重牙龈的炎症。

(二)临床表现与诊断

菌斑所致的牙龈炎一般无自觉症状,这类患者就诊的主要原因为刷牙或咬硬物时牙龈出血,一般无自发性出血倾向。有些患者有牙龈局部痒、胀、口臭等症状。病损主要表现为牙龈颜色、形态、质地的改变,以及探诊出血等。

1. 色泽　健康牙龈色泽为粉红色，牙龈炎时牙龈呈鲜红或暗红色。

2. 外形　健康牙龈的外形为龈缘菲薄且紧贴牙面，附着龈表面有点彩。牙龈炎时龈缘变厚，与牙面分离，龈乳头圆钝肥大，表面的点彩因组织水肿而消失。

3. 质地　健康牙龈质地致密而坚韧，牙龈炎时牙龈变得松软脆弱，缺乏弹性。这是由于结缔组织水肿和胶原的破坏所致。

4. 探诊出血　健康的牙龈组织在刷牙和触探龈沟时均不会引起牙龈出血。患龈炎时使用钝头牙周探针轻触即出血，为探诊出血，这是诊断牙龈有无炎症的重要客观指标。

与血液病（如白血病、血小板减少性紫癜、再生障碍性贫血等）及其他疾病（坏死性龈炎、艾滋病相关龈炎等）引起的牙龈出血不同的是，龈炎引起的牙龈出血极少为自动出血，一般自行止住，去除局部刺激后疗效显著。可由此进行鉴别诊断。

（三）治疗原则

（1）对患者进行菌斑控制与龈炎关系口腔卫生宣教，早诊断、早治疗和定期维护口腔健康，帮助患者掌握正确的刷牙方法、使用牙线控制牙邻面的菌斑。

（2）进行牙面的清洁，如龈上洁治以清除龈上菌斑和牙石。

（3）清除龈上和龈下菌斑同时，可使用抗微生物和抗菌斑的制剂（如1%～3%的过氧化氢液冲洗龈沟，碘制剂龈沟内上药，氯己定含漱等），以增强口腔卫生措施的效果。

（4）改正菌斑滞留的因素，如修改不良的修复体（充填体悬突、修复体边缘不密合、邻牙无接触关系）和不良的固定，或可摘局部义齿，治疗龋坏牙和矫正错位的牙齿。

（5）疗效的维护，除了坚持不懈地进行菌斑控制外，还应定期（6～12 个月）进行复查和洁治，如果患者不能有效地控制菌斑，容易导致菌斑再次大量堆积，造成慢性龈炎复发。

二、青春期龈炎

青春期龈炎是指发生于青春期少年的慢性非特异性牙龈炎，也是菌斑性牙龈病，但是受内分泌影响，女性患者略多于男性。

（一）致病因素

1. 口腔局部因素　菌斑和牙石仍是最主要的病因。青春期的少年正处于乳恒牙交替期，牙齿排列不齐，口呼吸习惯和使用正畸矫治器等均为菌斑的滞留提供了条件。牙石相对较少。该年龄段的人群不易坚持良好的口腔卫生习惯，也是青春期龈炎发生的重要因素。

2. 全身的内分泌因素　青春期内分泌（性激素）的变化明显，牙龈是性激素的靶器官，因此随着内分泌的变化，牙龈组织对局部刺激因素产生更加明显的炎症反应。

（二）临床表现和诊断

（1）多见于青春期少年，一般无明显症状，或有刷牙、咬硬物时牙龈出血及口气加重。

（2）有前牙唇侧的牙龈增生、龈乳头呈球状突起，牙龈颜色暗红、光亮、质地软、探诊易出血等龈炎表现。

（3）患者处于青春期前后，局部有致病因素，但牙龈肥大发炎的程度超过局部刺激的程度。

（4）口腔卫生情况一般较差，可有正畸矫治器，存在不良卫生习惯。

（三）治疗原则

（1）进行口腔卫生指导，严格控制菌斑。

（2）通过龈上洁治术，彻底清除菌斑和牙石，并可配合应用龈袋冲洗、袋内上药和含漱剂漱口，一般就可痊愈。病程长和过度肥大增生者需手术切除。定期复查，养成良好的口腔卫生习惯。

（3）特殊患者应有相应的预防措施。如正畸患者，首先正畸前应治愈龈炎，矫正器的设计应不影响牙龈且易于患者控制菌斑，同时在整个矫正过程中应定期进行牙周检查和治疗。纠正不良习惯等。

三、妊娠期龈炎

妊娠期龈炎是指妇女妊娠期间，由于女性激素水平升高，而使原有牙龈的炎症加重或形成炎性的妊娠期龈瘤样改变，分娩后病损可自行减轻或消退，故称为“妊娠期龈炎”，而非“妊娠性龈炎”。发生率报告不一，在30%~100%，口腔卫生良好者发生率低。

（一）致病因素

1. 口腔局部因素　如菌斑、牙石的堆积，或在妊娠前已有菌斑所致的龈炎等。但妊娠时龈沟内细菌的成分也有变化，如牙菌斑中的中间普氏菌明显增多，成为优势菌，且随着妊娠时间增加以及血中孕酮水平的升高而变化。口腔卫生良好者，本病发生率低。

2. 全身的内分泌因素　如果没有局部菌斑、牙石的存在，妊娠本身并不会引起牙龈的炎症。但妊娠时由于血液中女性激素（特别是孕酮）水平的增高，牙龈作为女性激素的靶器官，妊娠期由于孕酮水平的增高使牙龈对局部刺激物更加敏感，加重了菌斑所引起的炎症反应。

（二）临床表现

（1）孕妇在妊娠前患有不同程度的龈炎，妊娠2～3个月后开始出现明显的症状，至8个月时达高峰。分娩后2个月左右，牙龈炎症可缓解，消退到妊娠前水平。

（2）妊娠期龈炎多发生于前牙区或全口牙龈，牙龈乳头呈鲜红或暗红色、质地松软、光亮、肥大，轻触牙龈容易出血。患者一般无明显不适，但严重时可有溃疡和假膜形成。

（3）妊娠期龈瘤发生于龈乳头，色鲜红光亮或呈青紫色，瘤体常呈扁圆形，质地松软，可有蒂或无蒂，有的瘤体呈小的分叶状，下前牙唇侧乳头为多发区域。发生率为1.8%～5.0%，一般发生于妊娠第4～6个月。患者无疼痛等不适，常因牙龈出血或妨碍进食而就诊。妊娠瘤随着妊娠月份的递增而增大，分娩后能自行逐渐缩小，但多不能完全消失，仍需去除局部刺激物或进行牙周手术。

（三）诊断

对于局部有菌斑、牙石刺激的孕妇，妊娠期间牙龈炎症加重表现为牙龈红肿、易出血。

（四）治疗原则

（1）去除一切局部刺激因素，如菌斑、牙石、不良修复体等，由于患者处于妊娠期且容易出血，进行龈上洁治时，操作应轻柔、仔细，尽量减少出血，可分次、分区进行。

（2）进行细致的口腔卫生宣教，严格控制菌斑。

(3)对妨碍进食的妊娠瘤,在妊娠4~6个月期间可行妊娠瘤切除术。

(4)最理想的预防措施是在妊娠前治疗牙龈炎和牙周炎,对适龄妇女进行口腔卫生指导。

(5)对怀孕的牙周炎患者,根据妊娠月份,酌情进行牙周治疗和健康促进。

四、药物性牙龈肥大

药物性牙龈肥大是受药物影响的牙龈病,也属于牙菌斑性牙龈病。目前认为与菌斑、牙石,以及长期服用苯妥英钠、硝苯地平、维拉帕米和环孢素等药物有关。

(一)致病因素

(1)癫痫、冠状动脉粥样硬化性心脏病(冠心病)或肾移植患者,服用上述药物使牙龈增生肥大。抗癫痫药物如苯妥英钠可使已有炎症的牙龈发生纤维性增生;钙通道阻滞剂如硝苯地平、维拉帕米和免疫抑制剂环孢素也可引起药物性牙龈增生,如服用环孢素患者30%~50%可发生牙龈纤维性增生。引起牙龈增生的原因尚不清楚,可能因为上述药物降低了胶原酶活性或影响了胶原酶的合成,使胶原的合成增加,分解减少而引起牙龈的过度增生。

(2)局部刺激不是牙龈增生的始发因素,但菌斑、牙石引起的牙龈炎症能加速病情的发展。

(二)临床表现和诊断

患者有癫痫、高血压病史,或者接受过器官移植,服用苯妥英钠、硝苯地平或环孢素,服药后3个月牙龈开始出现增生症状,牙龈呈小球状、桑葚样或分叶状,质地坚实并有弹性,呈淡粉红色。增生只发生于有牙区,无牙区不发生病损,拔牙后,增生的牙龈可自行消退。

(三)治疗原则

(1)进行口腔卫生指导,掌握控制菌斑的方法,严格控制菌斑,减轻服药期间的牙龈增生程度。

(2)去除局部刺激因素,龈上洁治,必要时行龈下刮治,多数患者的牙龈增生可缓解。

(3)通过上述治疗单纯增生的牙龈仍然不能完全消退者,与专科医生协商,考虑更换其他药物或者交替使用。

(4)进行彻底牙周基础治疗后仍有牙龈增生时,可考虑牙龈切除术,去除增生的牙龈组织。

五、坏死性溃疡性龈炎

坏死性溃疡性龈炎(necrotizing ulcerative gingivitis,NUG)是一种牙龈的急性感染,牙龈坏死是本病的特点。当感染累及牙龈组织、牙周膜和牙槽骨时,发生上述组织坏死,则称为坏死性溃疡性牙周炎。坏死性溃疡性龈炎和牙周炎都可能与艾滋病和其他免疫系统缺陷性疾病有关。

(一)致病因素

(1)主要的致病菌是梭形杆菌和螺旋体,主要因局部的抵抗力降低而形成的一种机会性感染。

(2)原有龈炎或牙周炎是发病的重要条件。

(3)吸烟也是重要的危险因素。吸烟使牙龈的血管收缩,降低血液循环。另外,吸烟还有使白细胞的趋化和吞噬功能减弱等负面影响。

(4)该病患者多为睡眠不足、过度疲劳和情绪紧张等有精神刺激者,致使个人应激水平增加,并降低局部的抵抗力。

(5)某些因素使机体的免疫功能低下,也易诱发本病。如某些营养不良的儿童、恶性肿瘤患者、血液病患者等,值得注意的是艾滋病患者常出现类似本病的病损。

(二)临床表现

(1)起病急,多发生于青壮年男性,以吸烟者多见。牙龈疼痛明显;牙龈自发出血、探诊出血;口腔有腐败性恶臭。

(2)坏死和溃疡多开始于下前龈乳头或边缘龈,后累及附着龈的唇舌侧,坏死面上有灰白色的假膜,易擦去;龈乳头呈刀切状或火山口状,龈缘呈虫蚀状。

(3)轻者全身症状不明显,重症者可有全身症状如低热、颌下淋巴结肿大等。

(4)若累及牙周组织,有牙槽骨的吸收,牙周袋形成牙齿松动,则为坏死性溃疡性牙周炎。

(三)治疗原则

(1)去除局部坏死组织,急性期可先去除大块龈上牙石,坏死局部用过氧化氢溶液擦洗或含漱,清除坏死组织;重症者口服甲硝唑等抗生素;也可以采取维生素 C 支持疗法,指导患者合理营养、充分休息、摄入足够液体、停止吸烟。

(2)急性症状缓解后,治疗同菌斑性牙龈炎。

(3)全身免疫缺陷患者,口内病情处理的同时,积极配合内科治疗。

六、白血病的龈病损

白血病的龈病损是白血病在牙龈的表现。某些白血病患者以牙龈出血、肿胀为首发症状,因此根据口腔病损的早期诊断应引起高度重视。

(一)致病因素

白血病的确切病因至今不明,牙龈病损为病变白细胞大量浸润所致,结缔组织水肿变性,胶原纤维被幼稚白细胞所取代。毛细血管扩张,血管腔内可见白细胞形成栓塞,并可见组织坏死,并非牙龈结缔组织本身的增生。

(二)临床表现

(1)起病急,患者自觉乏力,有不同程度发热,出现贫血及皮下和黏膜自发性出血现象。

(2)牙龈肿大,外形不规则呈结节状,颜色暗红或苍白,牙龈有自发性出血倾向(与牙龈炎症不同),止血困难。由于牙龈出血、肿胀,口内自洁能力差导致菌斑大量堆积。

(3)牙龈可坏死、溃疡,有自发痛,口臭,牙齿松动。

(4)局部和全身的淋巴结可肿大。

(5)血液系统检查可见白细胞数目和形态的异常,骨髓穿刺检查可明确诊断。

(三)治疗原则

(1)通常需要内科医生确诊,口腔治疗配合血液科医生治疗。

(2)进行口腔卫生指导,加强口腔护理。

(3)切忌进行牙龈手术和活体组织检查。

(4)牙龈出血以保守治疗为主,压迫止血(如牙周塞治剂),局部可用止血药(如云南白药)。

(5)在全身情况允许时,可进行简单的口腔局部洁治。

(6)伴有脓肿时,初期脓肿形成时尽可能不切开引流。可进行局部穿刺,抽吸脓液。

七、急性龈乳头炎

急性龈乳头炎是指病损局限于个别龈乳头的急性非特异性炎症。

(一)致病因素

龈乳头受到机械或者化学的刺激是导致急性龈乳头炎的直接原因。食物嵌塞、不良修复体、不正确的剔牙、异物刺激等都会引起急性或慢性非特异性炎症。

(二)临床表现

龈乳头充血、肿胀,探针和吮吸时易出血,有明显的自发性胀痛、触痛、叩痛、冷热刺激痛明显。患区存在局部刺激因素。

(三)治疗原则

(1)去除局部刺激因素。

(2)消除急性炎症。

(3)用3%过氧化氢溶液、0.12%氯己定溶液局部冲洗。

第三节　牙周炎

牙周炎是由牙菌斑中的微生物所引起的慢性感染性疾病,导致牙周支持组织的炎症和破坏,主要症状为牙周袋形成、牙槽骨吸收、牙龈炎症和牙齿的逐渐松动、移位,甚至脱落。牙周炎是我国成年人丧失牙齿的首要原因。

一、慢性牙周炎

慢性牙周炎是最常见的一种牙周炎,常见于成年人,35岁以后患病率增加，病情加重，但也可发生于儿童和青少年。多由长期的慢性龈炎向深部牙周组织扩展而引起组织的破坏，发展成为慢性牙周炎。

（一）致病因素

菌斑微生物是慢性牙周炎的始动因素，牙石、食物嵌塞、不良修复体、牙齿排列不齐和解剖形态异常等加重菌斑的滞留是局部促进因素。同时，宿主的防御机制也在发病机制中起着重要的作用。吸烟、糖尿病、遗传和精神紧张等是重要的全身易感因素。伴有咬合创伤时可加重牙周组织的破坏，为协同破坏。

（二）临床表现和诊断

1. 病变　一般可侵犯全口牙齿，少数患者发生于一组牙齿。发病有一定的牙位特异性，上颌磨牙和下前牙区域由于菌斑牙石容易堆积，发生慢性牙周炎的概率比较大。病程长，呈活动期和静止期交替出现。

2. 临床表现　为牙龈充血、肿胀，探诊出血，牙周袋形成，袋内可有脓，牙槽骨吸收，牙齿松动。晚期牙齿可松动和移位甚至脱落。

3. 晚期可引起逆行性牙髓炎，临床表现为冷热痛、自发痛和夜间痛等急性牙髓炎症状。

4. 慢性牙周炎　根据疾病的范围和严重程度，分为局限型和弥漫型。受累部位少于或等于30%为局限型，若大于30%的部位受累则为弥漫型。严重程度用来描述整个牙列、个别牙齿或位点。轻度，牙周袋深≤4 mm，附着丧失1～2 mm；中度，牙周袋深≤6 mm，附着丧失3～5 mm；重度，牙周袋深>6 mm，附着丧失≥5 mm。

（三）治疗原则

牙周炎治疗的目标是去除或改变导致牙周炎的菌斑微生物和局部促进及全身易感因素，从而停止疾病的发展，恢复牙周组织的形态和功能，并预防复发。另外，有条件者可促使牙周组织再生。

（1）清除局部因素，进行龈上洁治、龈下刮治和根面平整等基础治疗。

（2）指导患者进行严格、长期的菌斑控制。

（3）可辅助局部的药物治疗。大多数患者在根面平整后，组织能顺利愈合。但对一些炎症严重的患者可采取牙周袋内局部放置抗菌药物（甲硝唑、多西环素等），可取得较好的临床效果。

(4)拔除不能保留的患牙,建议戒烟、控制糖尿病等。

(5)去除慢性牙周炎的局部致病因素(去除咬合高点、修改不合适的义齿、治疗创伤等)。

(6)非手术治疗后,未能消除病情,应考虑牙周手术,以控制病情进展和(或)纠正解剖学上的缺陷。

(7)牙周炎患者需每3~6个月进行复查和复治,否则影响疗效。

二、侵袭性牙周炎

侵袭性牙周炎的临床和实验室检查明显不同于慢性牙周炎,而且相对少见。这类牙周炎多发于青春期前后,但在成年人中也可见,疾病过程发展迅速。侵袭性牙周炎有局限型和广泛型两型。

(一)致病因素

目前认为微生物(伴放线杆菌)的感染,宿主机体的免疫反应,吸烟、遗传等调节因素在侵袭性牙周炎的发病过程中起到一定作用。

(二)临床表现和诊断

(1)局限型和广泛型侵袭性牙周炎的常见表现是快速进展的附着丧失和骨破坏。发病年龄小,开始于青春期前后,患者通常在20岁需要拔牙或自行脱落。女性多于男性。

(2)局限型好发于上下切牙和第一恒磨牙,至少两颗恒牙有邻面附着丧失,其中包含第一恒磨牙,非第一恒磨牙和切牙的其他牙不超过两颗。广泛型侵犯全口大多数牙,广泛的邻面附着丧失,累及至少3颗第一恒磨牙和切牙的恒牙。

(3)本病通常的次要表现是菌斑堆积量与牙周组织破坏的严重程度不相符。局限型患者的菌斑、牙石量少,牙龈炎症轻微,但相对应的牙周袋深。广泛型的牙龈明显红肿,易出血,但菌斑牙石可因人而异。

(三)治疗原则

通常侵袭性牙周炎的治疗目标、方法与慢性牙周炎的治疗相似。

(1)强调早期诊断,早期治疗,防止复发。应进行龈上洁治,龈下刮治,根面平整等基础治疗,同时严格要求患者配合控制菌斑,彻底消除感染。

(2)根据患者的依从性以及菌斑控制的情况,定期复查(1~2个月

1 次)，半年后若病情稳定，复查的间隔期适当延长。

(3)必要时行牙周手术。

(4)配合全身药物治疗，如甲硝唑和阿莫西林二者联合使用。

(5)因发病机制复杂，未能完全控制病例的治疗目标是减缓疾病的进展。

第三篇

儿童牙病和老年牙病

第五章　儿童牙病

第一节　乳牙及年轻恒牙的解剖形态与组织结构特点

一、乳牙的解剖形态

（一）乳牙体积及数目

乳牙体积小，数目少（分为切牙、尖牙及磨牙共20颗），咀嚼功能较同名恒牙低。

（二）乳牙牙体形态特点

(1)牙冠颜色为白色或青白色，光泽度较低。

(2)除乳磨牙外，余牙牙冠外形似其继承恒牙。

(3)牙冠近远中径较大，高度较短，颈部明显缩窄。

(4)𬌗面牙尖、牙窝多，发育沟深而窄。

(5)髓室底常有副根管，根分叉开度大。

(6)牙根与牙冠长度比例较恒牙大，乳牙显得根长。

（三）乳、恒牙的临床鉴别

(1)磨耗程度：乳牙咬𬌗面易磨损，切嵴平；恒牙磨损不明显，切缘有切嵴结节。

(2)色泽：乳牙色白或青白，光泽度较低：恒牙淡黄色，光泽度较高。

(3)形态：乳牙牙冠高度短，近远中径较大，牙冠近颈1/3处突出明显，颈部明显缩窄恒牙无此特点。

(4)大小：乳牙较同名恒牙小，无前磨牙。

(5)排列:在完整牙列上可参考牙齿排列次序可以得到准确判断。

二、乳牙的组织结构特点

(1)牙釉质:厚度为恒牙的1/2,水、有机物含量高于恒牙。

(2)牙本质:厚度为恒牙的1/2~3/4,水含量低于恒牙,有机物含量高恒牙,硬度为乳牙牙釉质的1/10。

(3)牙髓:细胞丰富,胶原纤维较少而细,神经纤维少,感觉不如恒牙敏感。

(4)髓腔:乳牙髓腔相对恒牙较大,髓角高,根管粗大。

三、年轻恒牙的特点

年轻恒牙是指已萌出,但形态和结构尚未发育完善的恒牙。根尖孔完全形成后则称为成年恒牙。年轻恒牙髓腔较大,随着年龄增长,髓腔逐渐缩小,恒牙一般在牙根形成2/3左右开始萌出,萌出后牙根继续发育,于萌出后2~3年牙根达到应有的长度,3~5年根尖才发育完成。其特点如下。

(1)因年轻恒牙萌出不久,牙体磨损少,前牙切缘结节明显,后牙牙尖高锐,𬌗面窝沟深,形态复杂,有些磨牙远中面有龈瓣覆盖,难以自洁,故临床工作中应重点预防窝沟龋,可选择窝沟封闭或氟化物防龋。

(2)年轻恒牙的牙体硬组织比成熟恒牙薄,髓腔大,髓角高,根管粗大,根管壁薄,钙化程度低,渗透性强。因此,一旦发生龋坏,进展快,且易波及牙髓组织。

(3)年轻恒牙的牙髓组织较成熟恒牙疏松,细胞成分多,血运丰富,活力旺盛,抵抗感染能力和组织修复能力强,有利于控制感染,应尽力保存活髓组织,临床治疗中常选择盖髓术和活髓切断术。

(4)年轻恒牙的根尖孔粗大,根尖组织疏松,牙髓感染易向根尖部扩散,形成根尖周炎。

(5)年轻恒牙牙根尚未完全形成,根尖孔常呈喇叭状,其下方为牙乳头。牙乳头是形成牙髓、牙本质和牙根的重要组织。如果牙乳头受到破坏,牙根的发育随之停止。因此,年轻恒牙的牙髓治疗,应尽可能地保存活髓;牙髓坏死者,治疗时应注意不要损伤牙乳头,应采用促进牙根继续发育形成的治疗方法,即根尖诱导成形术,待根尖发育完成后再行完善的根管治疗术。

第二节 儿童颅面部与牙列的生长发育

一、生长发育分期及各期特点

儿童的生长发育表现出与年龄相关的规律性，一般按年龄划分为胎儿期、新生儿期、婴儿期、幼儿期、学龄前期、学龄期、青春期，各时期口腔发育情况不同，不同时期均有易患的口腔疾病。

二、生长发育的影响因素

（一）遗传因素

基因是决定遗传的物质基础，与遗传因素相关的某些代谢缺陷、内分泌障碍、染色体异常等可严重影响儿童的生长发育。在口腔相关疾病中，比较明确的遗传性疾病如无牙症、牙本质发育不全等。某些遗传性疾病除全身症状外，口腔颌面部会出现表征，如外胚叶发育不全综合征，可表现为部分牙齿先天缺失、锥形牙等症状；儿童掌跖角化综合征可出现牙龈肿胀、牙周组织破坏，乳、恒牙均可出现早期松动、脱落等症状。此外，还有一些和遗传相关的疾病，如唇腭裂、多生牙、牙釉质发育不全等。

（二）环境因素

出生前环境因素，主要指母体情况。胎儿在母体内的发育受母体的生活环境、营养、情绪、疾病等多因素影响，很多因素都对口腔发育产生影响。如钙、磷及某些维生素的缺乏可造成乳牙的牙釉质发育不全；妊娠5个月以上的孕妇若服用四环素族药物，可形成四环素牙；母体梅毒螺旋体感染，小儿出生后可有半月形切牙、蕾状磨牙等表现。

出生后环境因素、家庭环境、经济状况和社会因素等均可影响儿童的全面发育。家庭经济状况优良，生活环境适宜，儿童的生长潜能就能达到最好的发挥。营养素是儿童生长发育的基础，如营养摄入不均衡，钙、磷等微量元素的缺乏可造成恒牙的牙釉质发育不全；疾病的发生，某些药物的影响，可引起牙齿变色、四环素牙等；如某些地区水质含氟量过高，可引起氟牙症；监护人的口腔保健知识及婴幼儿的口腔卫生习惯，也与口腔颌面部发育密切相关，如低龄儿童龋的高发，牙颌面畸形等。

三、颅面骨骼的生长发育

儿童时期的咀嚼器官与全身其他器官一样，处在不断的生长发育变化之中。最明显的是颅面骨骼及颌骨内牙齿的生长发育。颅骨和面骨均由原始胚胎的支持性结缔组织通过膜内成骨和软骨内成骨发展而来，此种混合构成的成骨形式，使颅面骨骼的生长速率和生长型可有显著的不同。

颅骨的生长发育开始较早，生长发育曲线符合神经系统的生长发育曲线，而颌骨的生长发育曲线基本符合体格的生长曲线。在婴儿出生之时，颅骨与面骨之比约为 8∶1，随着颌骨的发育和牙齿的萌出，面部快速增长，成人时，颅骨与面骨之比约为 1∶1，乳牙开始萌出；第二快速期在 4～7 岁，乳牙列建𬌗完成，第一恒磨牙开始萌出；第三快速期在 11～13 岁，完成乳、恒牙列的交替，第二恒磨牙萌出；第四快速期在 16～19 岁，恒牙列形成且恒牙𬌗建立。

四、牙齿的发育与萌出

（一）牙齿的发育

牙齿是咀嚼器官的重要组成部分，人类为双牙列，乳牙先发育，再替换为恒牙。牙齿的发育过程包括牙胚的发生、牙体组织的形成和牙齿萌出 3 个阶段，也称为生长期、钙化期和萌出期。在胚胎第 5～7 周，外胚间叶组织诱导上皮增生，形成原发性上皮板，上皮板进一步生长分叉为颊侧的前庭板和舌侧的牙板，牙板再向深层结缔组织内延伸，在其最末端细胞增生，进而发育成牙胚。牙体组织的形成包括牙本质、牙釉质、牙髓、牙根及牙周组织的形成。研究者通过 X 射线片观察牙齿发育的全过程，用牙齿钙化程度来描述，分成 10 个阶段，作为临床常用的评估牙齿发育程度的参考指标。

（二）牙齿的萌出

牙突破口腔黏膜，逐渐暴露于口腔，到牙冠全部萌出，并与对𬌗牙产生咬合关系的全过程称为牙萌出或出牙。牙齿萌出时间可作为儿童生长发育的一个标志。其生理特征是：每颗牙均有比较恒定的萌出时间，由于个体遗传或疾病等原因，牙齿萌出时间有一定差异；萌出有一定的顺序；左右两侧同名牙一般成对萌出；下颌牙的萌出略早于上颌同名牙；一般女性早于男性。

1. 乳牙的萌出时间和顺序　乳牙萌出一般在出生6个月左右，从下颌乳中切牙开始到上颌乳中切牙，上下颌乳侧切牙，上颌第二乳磨牙最后萌出，约在2岁半出齐，到3岁半时，乳牙的牙根基本形成。

2. 恒牙的萌出时间和顺序　恒牙的萌出一般在5~7岁开始，12~14岁完全萌出，18岁左右，第三恒磨牙萌出。

五、乳牙牙根生理性吸收

（一）乳牙牙根生理性吸收的特点

乳牙牙根是人体唯一能生理性吸收、消失的硬组织，其吸收机制目前仍不清楚。乳牙牙根吸收呈间断性，分活动期和静止期，临床检查时可发现时而松动，时而稳固。一般左右同名乳牙的牙根吸收情况无明显差异。左右同名乳牙的继承恒牙的位置差异，可影响乳牙牙根吸收的表现。若一侧继承恒牙先天缺失、发育异常或乳牙根周组织感染、发生病变，均可致两侧同名乳牙牙根吸收程度不等。

（二）影响乳牙牙根生理性吸收的因素

（1）继承恒牙胚萌出的压力是导致乳牙牙根吸收的主要因素之一。

（2）咬合力与乳牙牙根吸收有密切关系。

（3）继承恒牙牙囊的作用。

（4）遗传因子的决定作用。

六、乳牙的重要作用

1. 利于儿童的生长发育　婴幼儿时期是生长发育的旺盛期，乳牙是儿童的咀嚼器官，健康的乳牙能发挥良好的咀嚼功能，在咀嚼功能的刺激下促进颌骨和牙弓的发育，并有助于消化吸收，利于生长发育。

2. 利于引导恒牙的萌出及恒牙列的形成　乳牙的存在为继承恒牙的正常萌出和排列创造条件，并对恒牙的萌出有一定的诱导作用。乳牙因龋病或其他原因过早丧失，不仅影响咀嚼功能，且邻牙会向缺隙侧移位，使缺隙变小，造成恒牙萌出异常甚至牙列畸形。

3. 利于辅助发音　乳牙萌出期和乳牙列期正是儿童开始发音和语言学习的重要时期，正常乳牙列有助于儿童正确发音，上、下颌前牙龋坏或缺损造成唇齿音发音不准。

4. 利于美观及心理健康　乳牙在儿童颜面美观方面也有着重要作用，牙齿的龋坏或缺损也会给儿童心理上带来不良刺激，而健康洁白的牙齿使儿童更自信、笑容更灿烂。

因此，重视和保护乳牙尤为重要，口腔科医师都应重视儿童口腔卫生宣传教育工作，消除“乳牙是暂时的，无关紧要”的错误观点。

七、乳恒牙替换

在儿童生长发育的不同年龄段，乳、恒牙在颌骨的位置也在不断发生变化。婴儿6个月左右乳牙开始萌出，到儿童6岁左右开始陆续发生乳牙生理性脱落，再到12岁左右乳牙全部被恒牙替换。

乳恒牙替换是一个复杂的生物学过程，乳、恒牙胚生长在同一骨陷窝内，随着恒牙胚的生长发育、在颌骨中的移动，乳牙牙根开始出现生理性吸收，伴随乳牙根部牙骨质和周围牙槽骨的吸收，牙周膜和牙髓组织也出现吸收，乳牙松动、脱落，继而恒牙萌出，建立恒牙殆。

八、牙列与咬合发育

（一）儿童时期的3个牙列阶段

牙列的整个发育过程可分为3个牙列阶段，即乳牙列阶段、混合牙列阶段和恒牙列阶段。

1. 乳牙列阶段（6个月至6岁）　从第一颗乳牙萌出到恒牙萌出之前，称为乳牙列阶段。这个阶段口腔内没有恒牙。乳牙是幼儿的咀嚼器官，咀嚼的刺激可以促进颌骨和牙弓的发育，反射性地刺激唾液增加，有助于食物的消化、吸收。乳牙对恒牙的萌出位置具有一定的诱导作用。在此阶段，应加强对儿童及家长的口腔卫生宣教，了解保护乳牙的重要性，对于儿童口腔问题做到早发现、早治疗。

2. 混合牙列阶段（6～12岁）　恒牙开始萌出，乳牙逐渐脱落，被恒牙所替换，此期称为混合牙列阶段。这个阶段是儿童颌骨和牙弓的主要生长发育期，也是恒牙𬌗建立的关键期。这一阶段，乳牙龋病发生较多，此外，年轻恒牙龋病开始发病，出现恒牙龋病发生的第一高峰期。在此阶段，临床上还会遇到乳牙过早脱落或滞留，常常造成恒牙不能正常萌出，严重者可造成牙颌畸形。

3. 恒牙列阶段(12～15 岁)　全部乳牙被恒牙替换完毕，除第三磨牙外，全部恒牙均已萌出。年轻恒牙髓腔较大，牙根尚未完全发育形成，由于牙齿结构和解剖形态的特点，龋病的患病率较高，龋损较严重，好发急性龋。另外，此阶段的孩子已进入青春期，好发龈炎，并注意牙周疾病的防治。

(二)咬合发育阶段的分期

随着生长发育，口腔从无牙𬌗到乳牙𬌗、替牙𬌗和恒牙𬌗建立，牙列、咬合关系也在不断变化，临床上常用 Hellman(1932 年)的咬合发育阶段分期。

1. 无牙期(乳牙萌出前期)(ⅠA 期)　此期口腔内无乳牙萌出，口底浅。

2. 乳牙咬合完成前期(ⅠC 期)　此期从生后 6～7 个月乳牙开始萌出到 2 岁半左右乳牙全部萌出，是乳牙萌出的一个阶段。

3. 乳牙咬合完成期(ⅡA 期)　从 2 岁半到 3 岁乳牙全部萌出到 6 岁左右恒牙萌出之前，此期出现乳牙列生理间隙，牙弓发育的变化，乳牙咬合的变化，第二乳磨牙末端平面及乳牙的磨耗。

4. 第一恒磨牙或恒切牙萌出开始期(前牙替换期)(ⅡC 期)　6 岁左右，第一恒磨牙或恒切牙开始萌出，此期颌骨的长、宽、高度及牙弓都显著生长。

5. 第一恒磨牙萌出完成期(恒前牙部分或全部萌出完成)(ⅢA 期)　第一恒磨牙萌出结束，恒前牙相继萌出，此期尖牙间距增加，磨牙间距变化，牙弓向前生长，上颌恒切牙远中向萌出，下颌切牙拥挤。

6. 侧方牙群替换期(ⅢB 期)　临床上将恒尖牙、第一前磨牙、第二前磨牙称侧方牙群。此期从 9 岁半开始到 12 岁左右，上颌切牙间隙和下颌切牙拥挤得到改善，牙齿的排列趋于正常。

7. 第二恒磨牙萌出开始期(ⅢC 期)和第二恒磨牙萌出完成期(ⅣA 期)　第二恒磨牙在 11 岁半左右开始萌出，13 岁左右完全萌出。这时恒牙列形成，尖牙、前磨牙和第二磨牙建𬌗完成后，恒牙𬌗基本建立，颜面和骨骼的生长发育发生明显的变化。

8. 第三恒磨牙萌出开始期(ⅣC 期)和第三恒磨牙萌出完成期(ⅤA 期) 此期第三恒磨牙萌出并建𬌗,恒牙𬌗建立完成。

第三节 儿童就诊行为管理

由于儿童自身心理、生理等方面所具有特殊性,使得行为管理在儿童口腔临床工作中具有极其重要的作用。只有对患儿进行良好的行为管理,才能保证治疗工作的顺利进行,因此对行为管理技术的掌握水平也是衡量儿童口腔医师技术水平的重要指标之一。而行为管理就是指在儿童口腔医学临床工作中,医务人员为了能高质高效地顺利完成诊疗工作,并同时培养孩子良好口腔卫生态度所应用的各种方法的总称。

儿童口腔科临床工作与其他专业不同的是,它由患者(孩子)、监护人与医护人员三者构成相互影响的三角关系。在这一关系里,是以儿童为中心,医护人员与监护人共同努力,以达到保护和促进儿童口腔健康的目的。在这一过程中,医护人员不但要掌握口腔疾病诊治的专业知识和技能,制订诊疗计划和具体实施口腔治疗,还要与监护人沟通取得信任与支持、对儿童进行有效的行为管理,只有这样才能以保证诊疗工作的有序进行,获得良好的疗效。

行为管理的目的不仅是为了“控制”儿童的行为,保证治疗工作的顺利进行,避免对儿童的身心伤害,还要培养孩子良好的口腔卫生态度,帮助其养成健康的口腔卫生习惯。行为管理技术是医护人员使用的一种临床技术,同时也是心理学、教育学在儿童口腔医学中的具体应用。交流和教育是达成行为管理目标的两个主要途径,而医护人员自身的能力,主观意愿在其中起决定性的作用,这些能力包括共情能力、与患者和(或)其监护人的沟通技巧和交流能力、利他精神等。

行为管理是贯穿整个诊疗过程的,包括诊疗前、诊疗中和诊疗后3个阶段。诊疗前的各种媒体宣传,帮助监护人树立良好的口腔卫生观念,帮助儿童做好就诊心理准备等;诊疗中医护人员根据儿童及监护人的具体情况制订相应的诊疗计划,采取适合的行为管理技术等;诊疗后还要进行相应的工作,以保证患儿能在后续的治疗中进一步提高合作性,并在所有治疗完成后为监护人与儿童提出相适合的预防措施,以保证未来儿童口腔健康的维持等。

一般行为管理按照是否使用药物分为非药物介导的行为管理和药物介导的行为管理。非药物行为管理是临床治疗的基础,包括告知-演示-操作、治疗前的体验、正强化、分散注意力、示范作用、语音语调控制、保护性固定、积极倾听、适度反应等。药物介导的行为管理方法包括笑气-氧气吸入镇静、口服药物镇静、静脉给药镇静和全身麻醉下儿童口腔治疗。大多数儿童可以通过非药物行为管理方式完成诊疗,药物介导的行为管理,应严格掌握适应证,医生应根据儿童的心理行为特点、疾病状况、年龄、家长意愿等因素来制订个体化的行为管理策略。

一、非药物行为管理

进行口腔诊疗中,由于过往的不良就医经历、监护人不正确的引导等原因,儿童经常会出现恐惧、焦虑、歇斯底里、拮抗等不良心理反应,对诊疗工作的开展造成极大的影响,影响儿童口腔诊疗行为的原因较多,一般有患儿的年龄、不良口腔诊疗史、监护人的行为、儿童的性格、医源性因素(包括医护的言谈举止、与儿童的交流、诊疗环境等)、诊疗内容(包括根据儿童实际情况做出的诊疗顺序、首次就诊的处理等)。

儿童口腔患者的接诊是一门艺术。首先,医护人员应与儿童、监护人建立信赖的关系。同时,儿童口腔医生应具备良好的职业素养,富有同情心、爱心、耐心,心理感受力强,有良好的沟通技巧,技术熟练,尽量避免和减轻患儿的痛苦,这样才会消除患儿紧张心理,顺利完成诊疗工作。

(一)非语言性交流

非语言性交流是指医护人员与儿童间不通过语言,而是运用姿势、面部表情的变化等来强化并诱导孩子的行为,如轻拍肩膀、赞许的目光等。这是一种可以用于所有儿童的行为管理技术。通过它可以提高其他管理技术的有效性,获得或保持患者的注意与合作。

(二)告知-演示-操作

告知-演示-操作(tell-show-do)是儿童口腔科门诊最为常用与简单有效的行为管理方法。其应用方法如下:医护人员在进行儿童未知的操作前,用儿童理解的语言告知其将会发生什么,并让儿童在无危险的情况下进行体验,待其接受后,在进行真实的临床操作。例如把三用枪叫作会喷水的电动牙刷,先在口外示范,然后在口内“刷牙”,等儿童习惯并能够接受后在逐步进行真实的操作。这种方法能够有效降低儿童对陌生事物的恐惧感,在应用时要循序渐进,语言上要使用孩子能理解的描述方式。

(三)治疗前的体验

治疗前的体验是指让儿童了解不准备做任何治疗的基础上,带其到诊疗环境中参观和体验,以消除儿童因对陌生环境不了解而导致的恐惧。但在实施的过程中要注意,应让儿童看到其他患儿愉快、配合的诊疗过程,防止出现负面的影响。有时也可以做些如口腔检查、指导刷牙、氟化物涂布等简单处理。

(四)正强化

正强化是指医生在临床治疗过程中,当儿童出现配合治疗的良性行为时,及时给予肯定鼓励,出现不配合的行为可以忽视或明确提出要求,希望其减少这些不配合的行为,并不断强化诱导,形成配合治疗的行为。整个过程要以鼓励表扬为主,少批评,不惩罚。医护人员在临床工作中切忌沉默无言,对儿童的言行缺乏应有的反应。

(五)分散注意力

分散注意力是指通过应用某些手段分散转移儿童的注意力,以减少儿童对操作本身的关注,从而提高其耐受力,减少对操作的不良感受,防止出现干扰诊疗的行为。简单的可以由医护人员通过语言完成,如讲小故事,要求患儿思考一些其感兴趣的问题等。也可以通过小玩具、电子影音设备等辅助完成,但不可以干扰医生与儿童间的有效交流。

(六)示范作用

示范作用是指在真实的诊疗环境中,通过观摩学习其他儿童的治疗过程,以提高其在治疗中的配合度。实施中可由医生或监护人带领患儿参观,并进行简要说明,也可由儿童间互相交流。例如,让一名刚刚完成某项治疗的儿童,来告诉准备进行相同治疗的孩子,这是一个无痛苦简单的过程,这样示范作用的效果更明显。要注意的是,在实施过程中要避免让患儿看到其他儿童不合作的表现。

(七)语言控制

语言控制指医生通过语气、语调的变化,音量的控制,用词的强调,来与儿童建立有效交流，并最终诱导患儿形成良好口腔诊疗行为的方法。这种方式可以用于唤起孩子的注意、良好行为的鼓励、明确提出要求等。但一般适用于3岁以上，年龄相对较大的儿童。

（八）保护性固定

保护性固定指由医护人员或监护人用手，和一些辅助工具，如约束板和约束带等来帮助固定患者，防止其在治疗中因突然的体动而受伤。由于这样的儿童多数拒绝张嘴，治疗时应放置开口器，治疗前应空腹禁食，防止患儿治疗中呕吐。该技术只能用于其他非药物行为管理方法无效，而又有治疗需求的患者。这种方式绝不能作为一种惩罚措施或为了医务人员的方便而使用，应用前医生要与患者和监护人进行充分交流，并签署知情同意书。在医生所处医疗环境以及患者自身状况许可的情况下，可以优先使用其他药物行为管理方式进行处理。

（九）其他方法

儿童口腔科临床的行为管理是一项综合性技术，除上面提到的方法外还有一些其他方法可用于临床工作中，如母子分离、行为塑造、系统脱敏、设定时限、积极倾听、适度反应等。由于孩子的年龄、个性不同，治疗条件不同，医生个人能力不同，在实际工作中可根据实际情况采用不同方法。在临床工作中表扬鼓励对所有孩子都适用，包括孩子在内所有人对表扬的反应都是积极的。医患之间的交流包括医生与患者和监护人之间的交流，良好的医患交流是建立彼此相互信任的基础，而只有建立了互信关系医生才能更有效地帮助患者及其监护人克服对治疗的恐惧焦虑情绪，并逐步有针对性的帮助其确立良好的口腔卫生习惯。

二、焦虑与疼痛的控制

口腔有丰富的感觉神经是一个很敏感的区域，进行相应的治疗时很容易使患者产生恐惧的情绪体验。尤其是在口腔医学发展的早期，麻醉镇痛手段的欠缺使患者在治疗中忍受巨大痛苦。目前，依靠各种常规行为管理技术，医生可以与儿童建立良好融洽的医患关系，有效地减轻或消除的紧张焦虑情绪，并辅以局部麻醉等手段就可以使大多数儿童口腔患者的治疗能顺利进行。对于在此情况下仍不能适应口腔治疗的儿童，必须采取措施进一步地控制其恐惧情绪。不同深度的镇静，可以有效减轻患者恐惧情绪，同时多能提高疼痛阈值。

特别需要指出的是，从无镇静的意识清醒到意识丧失的全身麻醉是一个连续变化的过程，各阶段间没有明确的标志点，其深度很难被区分，并且可能在不同深度间波动。按对意识的抑制由浅到深分为轻度镇静、中度镇静、深度镇静和全身麻醉。对不同镇静深度的人员培训要求和设备要求是不同的，口腔科医生经过培训后可以实施轻、中度镇静，而深镇静和全身麻醉必须由具备麻醉医师资格的人员来完成。在口腔科临床工作中，笑气-氧气吸入镇静技术是一种有效简便的镇静方法。

（一）笑气-氧气吸入镇静技术

笑气为氧化亚氮（N_2O）的俗称，1772 年由 Priesffley 研制成功，1844 年 Horace Wells 首先将其应用于拔牙术中镇痛并取得初步成功，应用于口腔科已有 160 多年的历史。患者在清醒状态下吸入笑气-氧气（N_2O-O_2）的混合气体是目前公认的最安全、最有效而且是患者易于接受的镇静方式。在欧美国家调查发现超过 50% 的全科牙医、85% 的口腔颌面外科医生和 88% 的儿童牙医在临床工作中使用了笑气-氧气吸入镇静技术。口腔科医师经过相关的培训认定后，可独立操作。

1. 笑气-氧气的作用

（1）镇静及镇痛：笑气-氧气具有镇静及镇痛双重作用。50% 以下浓度的笑气可产生镇静及轻度镇痛作用，其间患者呼吸和心血管功能不受影响，保护性反射存在。在进行伴随疼痛的操作如拔牙术、开髓等操作时，还需辅以局部麻醉。但联合用药时应注意，药物的协同作用可能导致镇静深度超过预期。

（2）失忆性：笑气-氧气的应用能产生不完全的顺行性遗忘，有学者研究发现经笑气-氧气吸入镇静治疗后的患者，往往感觉治疗持续时间短，甚至忘记手术过程。

（3）快速起效复苏迅速：笑气-氧气作用起效时间 30 ~ 60 d，使用 5 min 左右可发挥最大效应，停止吸入后迅速失效。

2. 笑气-氧气吸入镇静技术的优点

（1）起效快：笑气血浆溶解度很低，易于通过血脑屏障，可快速达到起效浓度。

(2)复苏速度较快:笑气停止吸入后,血浆中浓度迅速降低,3～5 min 后能完全从排出体内。

(3)镇静深度可调控:镇静深度可通过吸入笑气浓度和总量来调节控制,相比其他镇静技术在这点上该方法具有显著优点。

(4)不良反应小:该技术无创,无肝脏、肾脏、脑、心血管系统和呼吸系统的不良反应。最常见的不良反应为恶心,多见于使用高浓度笑气,一般少见。

3. 笑气-氧气吸入镇静技术的局限性

(1)需患者配合该法仅当患者有治疗意愿,能遵医嘱使用鼻罩呼吸时才有可能成功。

(2)从业者自我保存微量笑气是安全的,但长时间高剂量的接触笑气可能干扰维生素 B_2的代谢,因此相关的操作人员应控制暴露的时间,注意工作场所的通风。

(3)技术和设备要求高前期需要购买、安装设备,后期笑气和氧气的持续供应也需一定经费投入,另操作人员需经有资质的机构进行培训。

(4)影响操作临床操作是,笑气鼻罩会对某些治疗区域,如上颌前牙区的术野暴露产生一定影响,尤其是年幼患者。

4. 适应证的选择　笑气-氧气吸入镇静技术仅适用于意愿接受口腔诊疗但对治疗有焦虑的儿童,多数学者认为其只适用于4岁以上有轻度焦虑的儿童,该年龄段的儿童能领会医生的指示,懂得通过鼻罩进行鼻呼吸。扁桃体肿大、鼻塞等上呼吸道感染会妨碍笑气-氧气吸入;中耳炎、肠梗阻、气胸等闭合腔性疾病患者使用该技术可引起相应并发症,不宜采用。

5. 急救准备　笑气-氧气吸入镇静技术在绝大多数情况下是安全的,但不同镇静深度之间无明确的界限。随着笑气浓度的增加、使用时间延长,患者可能出现过度镇静甚至全身麻醉及其他并发症,临床医师应有效监控并具备相应急救技能以避免上述情况的发生。在临床应用前要全面评价患者的全身情况以保证镇静技术的合理应用。镇静全过程中确保氧气浓度不低于30%,并配备专门的监护、急救设施。同时由一名专职监护人员协助,在镇静的全过程中对患者心率、血氧饱和度、血压、呼吸等生命体征进行监护,并准备自动体外除颤仪、负压吸引设备、氧气按需复苏器、复苏药品等相应的急救设施。

(二)口服药物镇静技术

口服给药是儿童口腔科临床较为常见的轻、中度镇静时的用药途径。它具有方便、经济、毒副作用小等优点,同时也存在着由于个体差异大,医生对镇静深度的调控难以精确、药物起效时间长的不足。口服药物镇静与其他镇静方法类似,存在着潜在的镇静过度而导致呼吸抑制危及患者生命安全的问题,因此医生必须经专业培训,充分掌握药物的药理作用和代谢相关知识,才可以进行临床应用。目前儿童口腔临床工作中常用的是一种短效的苯二氮䓬类药物——咪达唑仑,用量以不超过 700 μg/kg 体重为宜。应用前医生应正确计算患者所需药物剂量,并在单独安静的房间中进行,避免儿童受到干扰。

(三)静脉注射镇静技术

静脉注射镇静技术的优点在于:它是一种能准确滴定使用药量,以达理想镇静深度的给药方式;并且药物直接注射入血,无吸收过程限制,几个循环后便可获得最佳效果;在使用静脉靶控输入方式下,通过调节单位时间内进入体内的药量维持所需镇静水平。其技术缺点在于:由于儿童对注射的恐惧会造成建立静脉通路的困难,同时由于静脉给药直接入血,其风险也较其他给药方式加大,如等剂量药物静脉注射所引起的过敏反应比口服或肌内注射所引起的反应更快、错误放置静脉导管产生一系列相关的并发症等。应用该技术前要先进行皮肤试验,观察患者有无过敏反应或对该药物是否敏感。治疗过程中要进行严格的监护,并事先建立静脉通路,防止出现意外时增加抢救难度。

(四)全身麻醉下儿童牙科治疗技术

自 1951 年 Thomason 第一次将牙科全身麻醉(简称全麻)技术应用于儿童龋齿和拔牙治疗以来,全麻下进行儿童口腔治疗的技术,已成为对常规行为管理方法无效的儿童最常应用的行为管理方式。只要做到严格把握适应证,完善术前评估,运用正确的麻醉方法,那么全麻下实施儿童口腔治疗是一种安全的技术。

全身麻醉是医生解决患儿口腔问题的终极方法,需严格掌握适应证。在以下情况可以考虑进行:①患儿有智力或全身性疾病等问题,无法配合常规治疗;② 3 岁以下需即刻治疗且治疗需要大的低龄儿童;③非常不合作、恐惧、不能交流,且短期内其行为无法改善的多牙需要治疗者;④患儿有多牙需要治疗,患儿或(和)监护人无多次就诊条件;⑤因急性感染、解剖变异或过敏等原因造成局部麻醉无效者;⑥为保护儿童心理免受伤害并避免医疗危险,使用全身麻醉而避免束缚下治疗。当患儿仅有个别牙需要治疗,且能配合完成治疗、或有不适宜做全身麻醉的身体状况时不采用全身麻醉技术进行口腔治疗。

三、儿童局部麻醉

儿童行为管理的重要一环就是对疼痛的控制。诊疗过程中的出现的疼痛经历,会对儿童行为产生较大的不良影响,而通过局部麻醉能够有效地控制疼痛,降低不适感。

儿童口腔诊疗中常用的部麻醉方法有表面麻醉法、浸润麻醉法和阻滞麻醉法。

表面麻醉法常用于注射针刺部位的麻醉、极松动的牙齿拔除或去除表浅的牙齿碎片和上橡皮障,表浅的黏膜下脓肿切开等。

浸润麻醉法在儿童口腔临床操作中应用较多,由于儿童骨质较疏松,局部浸润麻醉效果较好。使用时可根据治疗的牙位不同、操作的不同选择相应的注射部位,并可以结合表面麻醉、注射手法的变化、药液推进速度的改变等进一步减少注射时疼痛的发生。

阻滞麻醉法由于儿童克制力差,注射时疼痛会使患儿体位突然变动,存在着引起针头折断或血管神经损伤的危险。麻醉剂注入血管会引起中毒或血肿。阻滞麻醉由于长时间的局部麻木易造成咬伤。小儿生长发育变化较快,很难把握其准确的解剖位置,容易引起麻醉并发症。因此,近年来,儿童牙科医师常使用局部浸润麻醉,但对于多个牙齿治疗,需要长时间处置的情况,可选择阻滞麻醉。

儿童局部麻醉常见的并发症有以下几种。①局部唇、颊、舌等部位的软组织咬伤:在接受下牙槽神经阻滞麻醉或唇、舌侧的局部浸润麻醉后,部分区域的软组织在一段时间内会丧失痛觉,同时会自觉局部肿胀、麻木,儿童可能因好奇或无意咬伤软组织。②局部麻醉药的毒性反应:儿童因为体重轻,且经常为初次接触该类药物,因此出现麻醉药物毒性反应的概率高于成人。尤其当使用镇静药物后再进行局部麻醉时,毒性反应发生的可能性也会增加。

第六章 老年牙病

第一节 老年牙病概述

随着现代科学技术和卫生保健事业的发展，人的寿命普遍延长，人口组成情况发生了改变，老年人占总人口的比例逐年提高，人口老龄化越来越受到全社会的重视。口腔疾病是老年人的常见病和多发病，老年人在口腔科的就诊患者中占有较高的比例，同时老年人的口腔疾病可因衰老而有其自身特点及特殊性，且老年人在患有口腔疾病的同时，还常患有多种全身系统性疾病，多种口腔疾病与全身性疾病相互交错，使得疾病诊疗更为复杂。

因此，需要根据老年人群的特有口腔疾病特点制订合适的诊疗方案和计划，采取特殊的预防措施。

一、社会人口老龄化

（一）人口老龄化进程

人口老龄化是目前世界上一个普遍的趋势，是指在总人口中老年人口的比重不断上升的过程。按照联合国的传统标准，一个地区 60 岁以上老人达到总人口的 10%，即视为该地区进入老龄化社会，目前新标准更改为 65 岁老人占总人口的 7% 即视为进入老龄化社会。2021 年我国进行了第七次全国人口普查，统计资料表明，我国 60 岁以上的老年人占 18.7%。随着老年人口的迅速增长，老年人群逐渐成为医疗服务的对象。老年人群随着全身各项生理功能的老化，疾病表现呈现一定的特点，并且为治疗带来了一定困难。因此，社会和政府对老年人的饮食、卫生、衰老和心理健康等问题倍加关注，其中，老年人的口腔保健也日受重视。

(二)老年人的年龄界定

1. 老年的定义　老年在时序上指成年人受到身体、生理、心理、社会的影响,组织器官走向老化,生理功能趋于衰退。现根据身体受影响的程度分以下3类:①功能不受影响,能独立生活;②身体虚弱;③功能受影响,不能独立生活。

2. 老年的分期　1982年联合国规定60岁为老年期的起点,45~59岁为老年前期,60~89岁为老年期,90岁以上为长寿期。在科研工作中,习惯于将5年为一组,进行分组研究。

3. 年龄和期望寿命

(1)年龄:年龄分为时序年龄和生物学年龄。时序年龄指我们通常使用的年龄。由于身体各器官衰老的进程个体差异极大,所以又根据各器官衰老程度提出了生物学年龄概念。

(2)期望寿命:期望寿命是指该国家和地区的平均年龄,即不同年龄组在一定时间内(年)平均渴望的生存时间,如上海市1979年新生儿的期望寿命是73.87岁,85岁年龄组平均生存时间为4.83年。生物学年龄和期望寿命决定了口腔疾病治疗的方法和繁简程度,其意义是用最简单的治疗方法来保证患者有生之年行使良好的口腔功能。如对平均生存年龄为3~5年,而生物学年龄较高者,不宜做复杂治疗,而只做保守治疗。

二、老年人的口腔组织器官特点

随着年龄的增长,口腔颌面部组织器官在结构和功能等方面亦出现一系列变化,即增龄性变化。口腔增龄性变化常见于颌面部骨、颞下颌关节、口腔黏膜、唾液腺以及其他口腔软硬组织。衰老过程本身对口腔组织和功能具有多方面的影响,包括牙槽骨萎缩,颞下颌关节盘弹性降低、关节软骨含水量下降、关节软骨和皮质骨退行性改变,口腔黏膜弹性降低、创口愈合延迟、上皮变薄萎缩、上皮下结缔组织退行性改变,以及继发性牙本质的沉积等硬组织增龄性改变等。随着人均寿命延长、人群牙齿数目存留增多、牙齿存留时间延长,口腔颌面部软组织和硬组织的增龄性变化也将增多。一方面,口腔组织的增龄性变化与口腔疾病的表现相交叠,使口腔临床表现多样化、复杂化,老年人的口腔表现由口腔组织的生理性增龄变化、病理性改变和医源性因素组成;另一方面,口腔组织的增龄性变化对口腔治疗具有一定影响。

(一)牙体组织的增龄变化

牙齿的整体形态和颜色均会发生明显的增龄变化。牙的𬌗面、切缘以及邻面均因生理性的磨耗和(或)病理性的磨损,发生形态上的改变,釉质表面如釉面横纹的丧失日渐明显。与年轻牙相比,老龄牙的釉质表面变得更为光滑和平整。随着年龄的增长,釉质的结构也发生了改变,矿化程度升高,透明度增加。牙本质增厚及其成分改变,使老年人的牙齿对光的折射率发生变化,牙齿颜色变黄、色泽更深,并且失去其正常半透明度。此外,解剖学上的缺陷、侵蚀作用以及口腔卫生不良,导致的外源性的色素沉着所致的牙的颜色改变也常常可见。

(二)牙周组织的增龄变化

牙周组织包括牙龈、牙周膜和牙槽骨,三者共同完成支持牙齿的功能。而牙龈、牙周膜和牙槽骨均会随着年龄增加而产生增龄性改变。牙龈退缩在老年人中十分普遍。龈乳头退缩,可导致牙间隙显露,引起食物嵌塞。牙龈的退缩可导致牙根的暴露。牙周膜厚度的改变是重要的增龄变化。通常牙周膜厚度为0.15~0.38 mm。一般认为牙周膜的厚度与该牙的功能状况相适应,当牙承受的咀嚼压力大时,其牙周膜厚度增加。在同一颗牙,牙周膜的厚度也不相同,在牙根中部最薄,该处是牙齿生理性移动的支点。随着年龄的增长,口腔咀嚼功能下降,导致牙周膜的功能性刺激减弱,故老年人牙周膜常常变薄。牙槽骨和身体其他组织一样,随着年龄的增长而发生相应的退化。在临床上的老年人骨减少症或骨质疏松症的发病率都相当高,在形态学或影像学上常可见老年人骨密度下降,骨皮质变薄,骨松质稀疏等。总体来看,随着年龄的增长,牙槽嵴的高度降低。牙的长期磨耗,牙龈萎缩,牙的咬合移动,牙槽嵴高度的减少,几者之间的关系对牙和牙周组织之间稳定性的保持至关重要。牙槽嵴降低是生理性的萎缩和炎症所致病理性反应共同作用的结果。

(三)口腔黏膜组织的增龄变化

随着年龄的增长,口腔黏膜的结构化和功能均会发生改变。口腔黏膜结构的变化主要表现为上皮层的厚度变薄,细胞密度、层次减少,棘层减少,出现过度角化现象;基底膜变平坦,上皮钉突变短且不明显,各种舌乳头中的味蕾萎缩,数量减少,导致味觉不同程度退化。固有层和黏膜下层中的细胞成分减少,成纤维细胞体积缩小、数目减少。不溶性胶原纤维增多且紧密交联,弹力纤维直径增大,还可出现胶原变性断裂等现象。成纤维细胞蛋白质合成量下降等。口腔黏膜如唇黏膜的小唾液腺出现明显的萎缩,导管扩张,纤维、脂肪组织增多,炎症细胞浸润灶明显增多。血管的改变可表现为动脉变性伴毛细血管网减少和管腔变小等。

口腔黏膜功能变化主要包括上皮屏障功能的降低,对外界刺激因素的抵御能力下降,同时受损伤后的愈合修复功能降低等。同时老年对各种味觉特别是咸味和苦味的感觉功能明显减退。所以,在老年患者中,常有味觉异常(味觉敏感度下降)等。另外,老年人的本体感受器数量减少、灵敏度降低,导致其黏膜的空间感觉能力和两点辨距能力减退。除此之外。老年人的唾液腺功能减退,容易出现口干、黏膜烧灼感、口腔自洁作用低下等,影响食物团的吞咽。菲薄而萎缩的黏膜对刺激的抵抗力差,对义齿的负重和摩擦的抵抗力也降低。

三、老年人牙病

(一)老年人牙病分类和常见疾病

1. 老年人牙病可分为 4 类

(1)老年人特有的牙病,如根面龋。

(2)老年人多发的牙病,如牙齿缺失、根折等。

(3)老年人和青壮年人都有,但其临床表现不同的口腔疾病,如老年人的牙周病以牙龈退缩为主,而青壮年人则以牙周袋的形成为特征。

(4)老年人和青壮年人都有,但治疗方法有差异,如老年人牙髓病可做变异干髓治疗,黏膜病用药也较特殊;而青壮年人牙髓病则多做根管治疗术,黏膜病用药较普遍。

2. 重点疾病　老年牙病很多,重点疾病是龋病、牙周病和牙齿缺失。调查表明,丹麦老年人的患龋率为 30%,有 2/3 老年人患牙周病,而 1/3 老年人牙周病需要治疗。2016 年我国第四次全国口腔健康流行病学调查结果显示,65 ~ 74 岁老年人患龋率为 98.0%,根龋患病率为 61.9%;牙周健康率为 9.3%,牙龈出血检出率为 82.6%,牙周袋检出率为 64.6%,附着丧失等于或大于 4 mm 的检出率为 74.2%;老年人平均存留牙数为 22.5 颗,有牙齿缺失的为 86.1%。龋病、牙周病和牙列缺损在老年人群中患病率仍然很高。龋齿、牙周病和牙缺失是危害老年人口腔健康的三大主要疾病，应重点加以防治，尤其应重视口腔健康教育，并改善口腔疾病的治疗。

(二)老年牙病与全身健康

良好的口腔健康是整体医疗保健体系中维系整体健康所必需的一个组成部分。医疗界也逐渐开始认识到口腔健康状况的好坏会影响许多全身系统性疾病的进程。而且还与其他疾病的发展息息相关。因此，口腔健康状况不良已经被认为是影响全身健康的一个重要风险因素。随着现代医疗卫生技术的发展，老年人群的寿命的延长，口腔疾病所带来的医疗负担也随着寿命的延长不断加重。研究表明牙周炎不仅与糖尿病之间存在相互促进的关系还可能是心血管疾病的独立危险因素，对于患有多种全身系统疾病的老年患者，牙周炎的治疗就与多种系统疾病的控制相关。同时在老年人群中，口腔健康与肺炎之间的关系非常密切，还与老年人营养不良和智力下降有重要联系。随着科学的进步与发展以及人类对老年口腔医学的理解的不断深入，人们意识到，早期预防和治疗可以减少口腔疾病的发生，并且有利于对全身系统性疾病的管理控制。综上所述，我们必须将口腔与身体其他部分联系在一起，将其视为整体健康的重要组成部分。

(三)老年口腔疾病的研究现状

老年口腔医学既是口腔医学的一门新兴学科，也是老年医学的重要组成部分。老年口腔医学是研究老年口腔组织器官的增龄变化，老年口腔疾病的流行病学，常见老年口腔疾病的病因、临床病理、临床表现、诊断、治疗及预防。

此外，老年口腔医学还涉及老年口腔保健学、老年心理学、老年社会学以及老年口腔医学和其他相关学科的知识和技能。老年口腔医学是口腔医学的重要组成部分。随着年龄的增长无牙颌曾经是老年化的标志，现已急剧下降。1957—1983 年，美国 65 ~ 74 岁老年人口的无牙颌率为 55.4% ~ 34.1%。随着人类文明和口腔医疗技术的发展，老年人口腔中存留的自然牙也增多，但龋病和牙周病的患病率日益增加，加上口腔和牙齿的增龄性改变，使老年人口腔疾病的治疗变得更加复杂。一方面医师要具备老年口腔医学的知识和技能，对其所患口腔疾病进行精心诊治；另一方面，医师又要了解老年人的心理，懂得心理治疗，通过与老年人的沟通与交流，对其进行心理教育，疏散老年患者的心里迷雾，畅通其心理障碍，从而促进老年人的身心健康。

研究老年口腔健康状况的增龄性改变是老年口腔医学的重要内容。以往多用横向调查法，即研究同一时期不同年龄组人群间的差异。但它不能反映实际的增龄改变，因为同一时期、同一地区，不同年龄组人群的经历不同，其文化层次、知识水平、经济状况、饮食结构、口腔卫生、医疗保健、身体状况也有区别，相互间可比性差。故现在多用长期纵向观察法，即同一地区的人群，每 5 年或 10 年调查 1 次，对比同年龄及不同年龄组人群，观察其增龄性改变。

2016 年我国第四次全国口腔健康流行病学调查结果发现，65～74 岁老年人中，存留牙数为 22.5 颗，城市高于农村，全口无牙的比例为 4.5%，农村高于城市；缺失牙已修复的比例为 63.2%，城市高于农村。与 10 年前相比，老年人存留牙平均增加了 1.5 颗，全口无牙的比例下降了 33.8%，修复比例上升了 29.5%。龋病、牙周病和牙列缺损在老年人群中患病率仍然很高。

（四）老年人口腔健康的标准

世界卫生组织推荐的65 岁以上老年人的口腔健康标准包括：①牙缺失在10 个以内。②牙患龋和充填在12 个以内。③功能牙有20 个。④患者的主观感觉，如对影响美观缺失牙的修复满意、无疼痛症状、无不可接受的牙石、牙齿殆关系在功能和美观上都能接受。

世界卫生组织认为牙齿健康并不意味着保留所有的32 颗牙，也不意味着牙周附着保持在釉牙骨质界是生物学和社交的需要。

第二节　常见老年牙病的临床诊疗

一、老年牙病的治疗设计

（一）治疗设计的意义

（1）随着生活水平的提高，老年人的寿命普遍延长。根据期望寿命和生物学年龄，应对老年人口腔疾病的治疗做出短期计划和长期计划。

(2)老年人口腔疾病的发生率较高,且治疗复杂,常需口腔内科、口腔外科、修复科及预防科的综合治疗,因治疗时间长,故应对老年人口腔疾病的治疗进行细致的设计,即对每一个患者制订一个与其相应的计划。

(3)老年人口腔健康意识在不断增强,期望医师为他们的口腔疾病设计出最佳方案,并积极进行治疗。

(二)治疗设计的要求

(1)必须具备老年口腔医学的知识和技能,诊断要正确,设计要周密,治疗要认真,效果要最佳。

(2)应了解患者的全身健康情况,口腔疾病的症状和体征,患者的心理需求及经济状况。

(3)了解患者的期望寿命,判断患者的生物学年龄,做出短期治疗和长期治疗的计划,以求得老年口腔疾病患者的认可。

二、老年牙病的治疗原则

老年人口腔疾病的治疗应遵循“解决、从简、结合、先后”的原则。

1. 解决原则　应抓住老年人口腔疾病的主要症状加以解决,即以解决主诉作为首选设计。老年人口腔疾病的主要症状包括:①疼痛;②牙齿松动;③咀嚼困难;④牙龈出血;⑤口干;⑥颞下颌关节功能紊乱综合征。

2. 从简原则　要求治疗设计既要简单,又要解决主要矛盾。

3. 结合原则　局部治疗与全身治疗相结合。

4. 先后原则　先诊断、后治疗,先拔牙、后修复。

三、老年牙病的治疗特点

1. 拍X射线片　通常拍X射线片用于检查老年人口腔中的根面龋、牙周病、残冠、残根、充填体、修复体及骨质吸收情况等。根据需要可投照全景片。

2. 以根面龋、牙周病、牙缺失为治疗重点　老年人多患根面龋和牙周病,常需作患牙充填,龈上洁治和龈下刮治术;牙缺失通常要及时修复。

3. 分区和分次治疗　目的是减少患者的治疗痛苦,减少因治疗而产生的并发症。每次治疗牙不宜过多,一般不超过3颗牙,复杂治疗与简单治疗结合进行,尽量减少复诊次数。

4. 功能和美观兼顾　牙体缺损治疗既要恢复功能，又要注意美观；既要牢固耐用，又要物美价廉。

5. 卫生宣教　治疗和预防相结合，医师在治疗的同时，应对老年口腔疾病患者进行口腔健康教育，如宣传牙齿保健和介绍义齿的使用方法等。

四、老年牙病治疗的注意事项

（1）老年人应受到社会的尊重，应关心和体贴老年人，尽可能为他们提供方便和照顾。

（2）对待老年人态度和蔼、语言亲切，检查、诊治操作要轻柔。就诊时耐心地向他们解释病情及治疗方案，治疗的时间勿太长，尽量采用简单有效的治疗方法；治疗还应考虑功能和美观，满足老年患者的心理需求。

（3）应详细了解老年患者的全身健康情况，确保其在诊疗中的安全。

（4）对行动不便、长期卧床的老年患者，应进行家庭治疗；有条件的医院可成立老年口腔门诊或开设老年口腔医院。

（5）对老年人进行牙髓病和根尖周病治疗时，一定要考虑到并熟悉髓腔的增龄性变化。

第四篇

口腔修复

第七章　牙体缺损的修复

第一节　牙体缺损的病因与修复种类

牙体缺损是指牙体硬组织不同程度的外形和结构的破坏、缺损或发育畸形，造成牙体形态、咬合和邻接关系的异常，影响牙髓和牙周组织甚至全身的健康，对咀嚼、发音和美观等也将产生不同程度的影响。

牙体缺损是口腔医学的常见病和多发病，一般情况下可以采用充填的方法进行治疗。当牙体缺损严重，充填不易成功或需要达到更高的美观要求时，则应采用修复治疗的方法。牙体缺损的修复是用人工制作的修复体来恢复缺损牙的形态、功能和美观。常用的修复体有嵌体、部分冠、贴面、全冠和桩核冠等。

一、牙体缺损的病因

牙体缺损最常见的原因是龋病，其次是牙外伤、磨损、楔状缺损、酸蚀症和发育畸形等。

（一）龋病

龋病是在细菌为主的多因素作用下，牙体硬组织中无机物脱矿和有机物分解，导致牙体硬组织发生慢性进行性破坏。缺损的大小、深浅及形状均可不同。轻的缺损可以表现为脱矿、变色和龋洞形成。随着病情的发展可引起牙髓充血、牙髓炎、牙髓坏死、根尖周炎和根尖周脓肿等病症。龋坏严重者可导致牙冠大部分或全部丧失而仅存残冠或残根。

（二）牙外伤

交通事故、意外碰击或咬硬食物等可造成牙折，前牙外伤发病率较高。

由于外力大小和作用部位的不同,造成缺损的程度也不同。轻者仅伤及切角或牙尖,重者可出现冠折、根折或冠根折。牙外伤常导致症状不明显的慢性牙髓病变,尖周病变,以及根折或牙槽骨折断,临床检查时不可忽略。

(三)磨损

牙在行使咀嚼功能时会产生生理性的磨耗。由于不良习惯和夜磨牙等原因可造成病理性磨损。磨损表现为牙冠咬合面降低,严重者可导致垂直距离变短,引起咀嚼功能障碍及颞下颌关节功能紊乱病。

(四)楔状缺损

多发生在牙唇面、颊面的牙颈部,尤其是尖牙和前磨牙。病因有机械摩擦、酸蚀和应力集中等。常伴有牙本质敏感和牙龈退缩等症状,重者也可出现牙髓暴露甚至引起牙折。

(五)酸蚀症

牙受到酸雾和酸酐的作用而脱钙,造成牙体组织逐渐丧失。多见于经常接触酸的工作人员,主要表现在前牙。对牙危害最大的酸类是盐酸和硝酸。盐酸作用于牙齿,早期可引起牙本质敏感,严重者唇面切缘处形成刀削状的光滑斜面,切端变薄,容易折裂。硝酸使牙面脱钙形成褐色斑,也可形成缺损。长期大量饮用橙汁、可乐等碳酸饮料也可出现酸蚀症的表现。

(六)发育畸形

导致牙体缺损的发育畸形是指在牙发育和形成过程中出现的结构和形态异常。

1. 牙结构发育畸形　包括牙釉质发育不全、牙本质发育不全、四环素牙、氟牙症等。

(1)牙釉质发育不全:最常见者为牙釉质发育不全,轻者呈白垩色或褐色斑,重者有牙体缺损或牙钙化不良,影响牙的颜色、形态及机械性能。

(2)氟牙症:在牙发育期,饮水氟含量过高,可形成特殊的牙釉质钙化不全,表面出现斑釉,呈白垩状或黄褐色斑,严重者可造成牙体缺损或畸形。

(3)四环素牙:是牙在发育矿化期间,由于受到四环素族药物的影响所引起的牙变色和牙釉质发育不全,表现为牙颜色、光泽及透明度的改变,重者可发生坑凹状的缺损。造成牙损害的重要原因有2种:①四环素与牙硬组织形成稳固的四环素复合物,从而抑制了牙硬组织的再矿化;②四环素抑制了牙髓中造牙本质细胞的胶原合成。

2. 牙形态发育畸形　包括过小牙、锥形牙等。

二、牙体缺损的影响

牙体缺损的范围和程度不同,可能产生以下不良影响。

(一)牙本质敏感

牙体缺损初期,损伤比较浅,症状很轻甚至无任何症状,容易被忽略;如果发展到牙本质以内,可出现不同程度的牙本质敏感症状。

(二)牙髓症状

牙体缺损累及深层牙本质甚至深达牙髓,可出现牙髓组织充血、炎性变甚至变性坏死,进而引起根尖周病变。

(三)牙周症状

缺损累及邻面,会破坏正常的邻接关系,引起食物嵌塞,从而导致局部牙周组织炎症。此外,由于邻接关系的破坏,患牙和邻牙可发生倾斜移位,影响正常咬合关系,形成创伤𬌗,进一步加速牙周组织的损伤。

缺损累及轴面,可破坏牙轴面外形,影响自洁,引起龈炎。

(四)咬合症状

少量牙体缺损,可能对咀嚼功能的影响较小。严重的大范围的牙体缺损将直接影响咀嚼效率,由于多用健侧咀嚼将导致偏侧咀嚼的习惯,不仅丧失患侧的咀嚼功能,还可出现面部畸形,对正处于发育期的年轻患者,造成的影响就更为明显。严重者也会影响垂直距离甚至出现口颌系统的功能紊乱。

(五)其他不良影响

牙体缺损可直接影响患者的牙功能、美观、发音和心理状态等。锐利边缘容易刮伤口腔黏膜和舌等软组织;全牙列严重磨损,可使垂直距离变短;残冠、残根常成为病灶影响全身健康。

三、牙体缺损修复体的种类

牙体缺损修复体是采用某种材料制成,借黏接材料固定在经过预备的患牙上,以恢复牙体形态与功能的人工替代体。根据材料类型、制造工艺、结构特点,可将其分为以下类型。

1. 嵌体　为嵌入牙冠内的修复体。

嵌入牙冠内,覆盖后牙部分或全部𬌗面的修复体称为高嵌体。此外,还有改良高嵌体如髓腔固位冠、嵌体冠,同时具有嵌体和冠修复体的结构,利用髓腔形成的洞固位形作为辅助固位。一般用于牙冠𬌗龈距高度过低,已完成根管治疗的后牙。

根据材料不同可分为金属嵌体和非金属嵌体,其中非金属材料包括瓷和树脂等。

2. 部分冠　覆盖部分牙冠表面的修复体。

(1)3/4 冠:没有覆盖前牙唇面或后牙颊面的部分冠修复体。

(2)半冠:又称导线冠,冠边缘止于牙冠导线处的部分冠修复体。

3. 贴面　以树脂或瓷制作的覆盖牙冠唇颊侧的修复体。根据瓷修复材料和制作工艺的不同,可以分为传统的烤瓷贴面、热压铸瓷贴面,以及计算机辅助设计与计算机辅助制作(computer aided design and computer aided manufacturing,CAD/CAM)瓷贴面。

4. 全冠　覆盖全部牙冠表面的修复体。

(1)金属全冠:以金属材料制作的全冠修复体。

(2)非金属全冠:以树脂、瓷等修复材料制作的全冠修复体。①树脂全冠:以各种树脂材料制作的全冠修复体。②全瓷冠:以各种瓷材料制作的全冠修复体。

根据加工方式的不同,可分为粉浆涂塑、失蜡铸造、CAD/CAM 的机械切削以及利用电沉积的原理进行瓷沉积的全瓷冠。

按材料的强化方式不同,可分为分散强化、玻璃渗透、致密烧结全瓷冠。

按材料成分和增强相的不同,又可分为云母基质、硅酸盐类玻璃陶瓷及氧化硝、氧化锆类陶瓷全冠。

按修复体最终外形和结构的不同,全瓷冠还可划分为单层结构、双层结构两种类型。

陶瓷的临床分类通常有铸造玻璃陶瓷、热压铸陶瓷、粉浆渗透陶瓷、高纯氧化铝、氧化钴瓷和可切削陶瓷。

(3)混合全冠:以金属与瓷或金属与树脂材料制成的复合结构的全冠修复体。①烤瓷熔附金属全冠(porcelain fused to metal crown,PFM):又称金属-烤瓷全冠,是在真空高温条件下,在金属基底上制作的金瓷复合结构的全冠。②树脂-金属混合全冠(resin-metal crown):在金属基底上覆盖树脂牙面的混合全冠。

5. 桩核冠 是利用插入根管内的桩来固位,在残冠或残根上先形成金属桩核或树脂核,然后再制作全冠修复体的总称。

第二节 牙体缺损的修复原则

牙体缺损的修复,首先应解除造成牙体缺损的病因,治疗病变,使缺损不再继续发展;其次必须正确恢复患牙的生理形态与合乎患者具体情况的美观、发音和咬合功能;并且要求完成的修复体能预防病变的发生。

牙体缺损修复体黏固、黏接在患牙上后,能否发挥良好的功能,取决于修复体与患牙之间是否有足够的固位力,以及修复体本身和经预备后的患牙,有无足以抵抗咬合力而不致破碎的抗力强度,因此牙体缺损修复体还需符合机械力学的原则。

一、正确地恢复形态与功能

形态的破坏表示功能的降低或丧失,恢复牙形态的主要目的是恢复牙的生理功能,并有利于保护牙和牙周组织的健康。应根据年龄、性别、职业、生活习惯、体质等不同情况正确恢复牙的形态。修复体的大小、形态、颜色、排列、关系等,也要适合个体的生理特点。

(一)轴面形态

天然牙冠轴面有一定的凸度,对于维护牙周组织的健康有重要的生理意义。

修复体设计的形态应具有保护牙龈免遭机械性刺激的作用。其外形在颈 1/3 应有保护性凸度,从𬌗面排溢出的食物顺着牙冠轴面凸度滑过,恰好擦过牙龈的表面,对牙龈起着生理性的按摩作用。若牙冠外形平坦,食物将直接冲击牙龈,产生创伤,并进入龈沟而诱发炎症。这一观点已持续很久,但不少学者报道了在拆除长期戴用的人造冠或固定桥后,其邻近牙龈并不因平坦的牙冠外形而产生不良现象,认为所谓保护性颈部凸出,并不能保护颈部牙龈，反而会造成菌斑的淤积。有些学者发现过凸人造冠的邻近龈组织炎症增加，而冠外形适当者则不出现上述倾向。

因此目前主张人造冠颊、舌面的外形应有一定的凸度但不应过凸，便于洗刷，易于清除菌斑。邻面接触点应尽量接近切缘（𬌗面）和颊侧，接触点以下到颈缘平直或稍凹入状，这就可使楔状隙畅通而便于洗刷，得以控制邻面的菌斑。前牙和前磨牙唇（颊）面的形态还应兼顾美观。

（二）邻接关系

牙冠的邻面，彼此以凸面相邻接而排列成牙弓。每相邻两牙邻接之处，在初期，接触处为点状，故称邻接点，随着咀嚼运动中牙的生理运动，使邻接点磨耗而由点扩大为面的接触，称为邻接面。正常的邻接面接触紧密，可防止食物嵌塞，同时使邻牙相互支持，维持牙位、牙弓形状的稳定和分散咀嚼压力。前牙接触区靠近切缘部位，接触区的切龈径大于唇舌径；后牙接触区靠近𬌗缘部位，近中靠近𬌗缘，远中在𬌗缘稍下，往后则下降到冠的中 1/3 处，接触区的颊舌径大于𬌗龈径。前磨牙和第一磨牙近中接触区多在邻面的颊 1/3 与中 1/3 交界处；第一磨牙远中与第二磨牙的近中接触区多在邻面的中 1/3 处。在恢复邻接区时，应注意恢复其正常的位置和良好的邻接关系，接触过紧可导致牙周膜的损伤，过松则可致食物嵌塞。

（三）外展隙和邻间隙

在邻接区四周，环绕着向四周展开的空隙，称为外展隙。在唇、颊侧者，称唇或颊外展隙，在舌侧者，称舌外展隙，在切缘或𬌗面者，称切或𬌗外展隙。外展隙可作为食物的溢出道，在咀嚼时，部分食物可由外展隙排溢。

邻间隙位于邻接点的龈方，呈三角形，其底为牙槽骨，两边为邻牙的邻面，顶则为邻接点。正常时，邻间隙被龈乳头充满，对牙槽骨和邻牙起保护作用。邻间隙也随邻面的磨耗而变小，龈乳头随年龄的增长而逐渐退缩。在修复时，应根据具体情况，尽可能恢复到原状。

（四）咬合关系

切缘与𬌗面在牙萌出的早期，其尖、窝、沟、嵴都是由一定的曲线或曲面构成。当咬合时，上下颌牙尖窝相对，沟与嵴相合，切嵴对刃等，都是凸面的接触，即点或线的接触，而不是面与面的接触。

边缘嵴将食物局限在𬌗面窝内，对颌的牙尖与之相对，起到杵臼的作用，以捣碎食物。颊沟与舌沟是食物排溢的主要通道，上颌磨牙的斜嵴对侧𬌗运动的方向有引导作用。咀嚼时尖窝沟槽等关系，起着联合磨切作用，提高了咀嚼效能。随着咀嚼运动的进行，𬌗面与切嵴的表面，发生功能性磨耗，使点和线的接触逐渐变为面的接触。

咬合关系的修复，应在良好的咬合基础上进行，如发现有不协调的情况，在修复前应先做咬合调整。因此首先要清楚什么是符合人造冠修复的良好咬合。良好的咬合应是：

1. 具有稳定而协调的咬合关系　牙尖交错位与正中关系位是一致的或协调的，从正中关系位到牙尖交错位的过程中无障碍点。牙尖交错位时，上下颌尖窝相对，交叉关系正常，有广泛的接触而无早接触。上下颌牙列存在着合适的覆𬌗与覆盖关系。

2. 非正中关系亦协调　上下颌牙列在非正中的咬合接触，如前伸、侧向咬合等，有较多的牙接触，不能有创伤性地个别牙早接触。临床实践证明，自然牙列在前伸时，前牙应成组牙接触，两侧后牙不应有接触，否则容易引起颞下颌关节功能紊乱。在侧𬌗时，工作侧应成组牙接触，发挥咬合功能，有更多的牙分担𬌗力，这样可以避免个别牙受力过大，造成创伤；同时在平衡侧不应有接触，否则也同样是创伤性的，容易引起颞下颌关节功能紊乱。在侧𬌗时，上下颌牙在工作侧是以上颌尖牙作为制导，使该侧后牙免于受到创伤，从而起到保护作用。尖牙具有较为理想的冠根比例，牙根粗长，并有适于制导的舌窝。

3. 咬合力的方向　应接近牙的长轴方向，与牙周支持能力相协调。

4. 咬合功能恢复的程度应与牙周条件相适应　在以冠修复牙体缺损时，咬合功能的大小应与该牙的牙周条件相适应。必要时，可以适当改变𬌗面形态，充分建立牙尖交错𬌗，争取轴向𬌗力；降低高尖陡坡，减小侧向𬌗力；加深沟槽，以提高咀嚼效能。

（五）修复体的外形要符合美学形态要求

修复体的唇面或颊面的龈边缘是影响美观的重要因素，冠边缘的位置取决于笑线的高度、牙龈的厚度和患者的期望值。初诊时，应注意患者在谈话、微笑和大笑时的唇线的位置及牙暴露的情况。

实施牙体预备局麻前观测唇线的位置，如果唇线较低，上颌修复体的龈边缘位置对最终美观效果影响较小，也可选用金属边缘；如果上唇线较高,则宜将上颌修复体的边缘置于龈下,若是瓷边缘也可平齐龈缘,对于金属边缘修复体或是变色基牙,将修复体龈边缘置于龈下效果更理想。

1. 部分冠牙体预备的美学要求　与金属全冠相比,部分冠显露金属少。这类修复体美学的关键问题是如何处理邻面和唇颊面边缘的问题。

(1)邻面边缘的位置:尤其在近中边缘,邻面的唇颊边缘位置仅越过邻接区,呈细线状,这样可被邻牙的远中线角所遮盖。

(2)唇颊面边缘:在上颌,殆边缘不应超过颊殆线角,避免金属对光线的正面反射;在下颌,部分冠金属不可避免地显现,不适合美观要求高的患者。

2. 烤瓷熔附金属冠及全瓷冠牙体预备的美学要求　当牙体预备不足时会导致饰面瓷过薄,遮色瓷或底瓷显露。金瓷冠唇边缘的位置也直接关系到修复的美观效果,所以牙体预备过程中必须遵守以下基本原则。

(1)唇颊面的牙体预备:上颌前牙烤瓷熔附金属冠的切端和颈 1/3 处是最容易显露遮色底层的部位,要注意牙体组织磨切量,而且唇面预备面应成一定的弧度,分切、颈两个面预备。若仅按一个面制备,容易出现颈部或切缘牙体磨除不足。只有足够厚度的瓷才能创造出牙齿的深度感和半透明性。对于很薄的牙齿(如下颌切牙),按上述要求预备牙体会引起穿髓,此时,只能以保持牙髓健康而降低美观性要求。

(2)切端磨除:以 1.5～2.0 mm 为宜,该空间有利于瓷恢复天然牙切端半透明的自然外观。

(3)邻面磨除:为了达到天然牙邻面具有的半透明美观效果,邻面也应做足够的牙体预备。

二、牙体预备过程中注意保护软硬组织健康

为了获得修复体重建所需的位置空间,修复治疗前需要对牙体按一定的标准和要求预备,牙体预备的要求包括以下几点。

(一)去除病变组织

牙体缺损是由各种病因所引起的。对龋病,需去除龋坏腐质,软化牙本质也要尽量除去,直到硬化牙本质层,以免患牙继发龋坏。如是外伤造成牙折,也需要做一定的处理和预备。

(二)防止损伤邻牙

做邻面牙体预备时,若不注意容易损伤邻牙,受损的部位容易积聚菌

斑,增加龋的易感性。

(三)保护软组织

正确使用门镜或吸引器能有效地防止牙钻对颊部和舌的损伤。

(四)保护牙髓

牙体预备过程中,应特别注意防止对牙髓的损伤。高温、化学刺激或微生物的侵犯都可引起牙髓不可逆性的炎症反应。

1. 防止温度过高　牙体制备时,金刚砂车针切割牙体会产热,产热的多少与车针的种类、形状、磨耗情况、旋转速度、术者施压的大小等因素有关。高速手机预备牙体时,必须喷水冷却,防止过热。高速车针预备时对牙切割面轻轻地施力既能防止温度的升高,又能有效地磨除牙体组织在对固位沟和针道的预备时,应降低手机转速,因为水的冷却作用很难达到沟和针道的深在部位。如果喷雾水妨碍视线影响对边缘处精修,可降低手机转速。

2. 避免化学性损害　有些修复材料(垫底材料、树脂、黏合剂等)在新鲜牙本质表面对牙髓的刺激性较大,对这种情况应采取护髓措施。

3. 防止细菌感染　去除感染牙本质时力求彻底,但也没有必要常规使用抗生素来预防牙髓炎,因为活髓的牙本质有一定的抗菌能力,且许多牙用材料,包括磷酸锌水门汀本身具有抗菌作用。

(五)适当磨除牙体组织

为了取得良好的就位道,使牙体缺损修复体能顺利就位,需要磨除轴面倒凹,将轴面的最大周径降到牙体缺损修复体所设计的边缘区。但在符合牙体预备生物力学及美学要求的前提下,尽可能保存牙体组织,以减少各种操作和材料对牙髓的危害。有资料表明,存留牙本质的厚度与牙髓反应成反比。所以牙体预备时应遵循以下原则,以避免过多地磨除牙体结构。①能用部分冠获得良好固位时尽量不选择全冠修复。②各轴面的聚合度不宜过大。③牙体殆面组织应按牙体解剖外形均匀磨除。④对严重错位的牙,必要时先进行正畸治疗。⑤应了解不同修复体边缘形态对保存牙体组织的影响。⑥避免将修复体边缘向根端作不必要的延伸。

当然,牙体预备也不能过于保守,否则会影响修复体的远期效果,并对口腔组织构成危害。例如,当轴面磨除不足时,修复体形态过突,可严重妨碍口腔的自洁作用,易于形成菌斑,继而导致牙周炎或龋坏,这种情况在邻面及根分叉处特别容易发生；当𬌗面磨除不足时，可引起修复体早接触、𬌗干扰或因过度调磨修复体造成穿孔。

（六）预防和减少继发龋

由于水门汀和黏合剂能被唾液所溶解，修复体与牙齿的边缘结合部位往往是继发龋的好发部位。因此，边缘线应尽可能短，表面尽可能光滑为了防龋，修复体应覆盖牙齿的点、隙、沟、裂，并将修复体的边缘扩展至自洁区。

（七）牙体预备尽量一次完成

在牙体预备时，不论采用何种措施，对牙髓组织或多或少将产生一些刺激，使它处于受激惹状态，所以一般情况下，牙在短期内做第二次牙体预备，会增加患者痛苦，损伤也较大，应予避免。

（八）临时冠保护

患牙在预备完成到戴用正式修复体前，应戴用临时冠，保护牙髓，维持间隙。

三、修复体龈边缘设计应合乎牙周组织健康的要求

牙龈是覆盖在牙槽嵴和牙颈部的口腔黏膜，呈粉红色，坚韧而微有弹性，并固定不能移动。牙龈的大部分附着在牙槽突的表面，称附着龈，不与牙附着的部分称游离龈，它与牙之间的间隙称龈沟，正常龈沟的深度为0.5～2.0 mm。

健康的牙周组织包括上皮附着、结缔组织附着和龈沟结构。上皮附着、结缔组织附着、龈沟的深度等在正常情况下是一定的，其数值范围大致如下。①上皮附着：平均为0.97 mm；②结缔组织附着：平均为1.07 mm；③龈沟：平均为0.69 mm。而上皮附着于结缔组织附着一起称为生物学宽度，平均值0.97 mm+1.07 mm=2.04 mm。上皮附着通过桥粒或半桥粒紧紧贴附在牙釉质表面并封闭龈沟的底部，构成一道天然屏障，有效防止龈沟内的微生物等进入牙周组织中；结缔组织将牙周组织牢固地连接在牙骨质表面，既是牙齿稳固的因素，也可保护下面的牙周膜结构完整。因此，患牙预备形态的决定，冠修复体边缘的处理都必须避免侵害或破坏生物学宽度。另外，在对预备牙牙周组织修整必须去除牙槽骨的情况下，应充分理解这一构造特点，防止破坏生物学宽度。

（一）修复体龈边缘位置设置的观点

修复体龈边缘的位置与龈缘的关系，是一个长期争论的问题，有学者主张将修复体龈边缘止于龈沟内。其理由是可以防龋，增进美观，加强固位。并认为只要操作正确，边缘密合，是不易产生龈缘炎的。但在这种情况下一定要防止修复体边缘超过龈沟底，进入牙周生物学宽度的范围内。

另有学者主张将修复体的龈边缘止于牙龈上，认为这样既不损伤龈组织，也便于检查和修改修复体的边缘，使它们更加密合，并能减少或消除对龈组织的刺激。如果在龈下则容易积存食物，形成菌斑，以致破坏上皮附着，加深龈袋，产生牙周炎。

还有学者主张将修复体的龈边缘止于龈嵴顶，这样可以避免对龈组织的刺激，减少牙体磨切，也不影响美观。

（二）修复体龈边缘位置、密合度与组织健康的关系

临床上发现，龋的好发部位主要在殆面点、隙、沟、裂，其次在邻面。邻面龋多半从接触点开始，逐渐向牙颈部扩展，很少是从牙颈部开始的。牙颈部不是龋的好发部位，在舌面的牙颈部几乎不发生龋，唇（颊）面颈部龋也很少。修复体龈边缘的龋病，主要是修复体边缘不密合引起的。因此，为了防止修复体龈边缘处发生龋坏，保证修复体龈边缘与患牙的密合性和强调牙的自洁作用及便于洗刷才是最重要的，没有必要为了防龋而常规地将修复体的边缘止于龈下。

修复体边缘密合度还和龈炎的产生有密切关系。在修复体边缘止于龈下或平齐者，不密合的修复体龈边缘本身就是产生龈炎的直接刺激因素，而且不密合的边缘往往形态不良，容易积聚食物碎渣，不易自洁与洗刷。当修复体边缘置于龈下时，边缘处更容易聚积菌斑，引起龈炎，加深盲袋。因此，龈下边缘更应十分注重边缘的质量要求，慎重采用。一般而言，考虑修复体边缘位置时应尽可能设计龈上边缘，这是因为龈上边缘或与龈缘平齐不仅容易制备和取模，而且不会激惹牙周组织，保持牙周组织的生理状态。龈下边缘常常是牙周病的致病因素，应尽量少设计。不过下列情况设计龈下边缘被认为是合理的：①龋坏、楔状缺损达到龈下。②邻接区到达龈嵴处。③修复体需要增加固位力。④要求不显露修复体金属边缘。⑤牙根部过敏不能用其他保守方法消除。

即使设计龈下边缘，修复体的边缘也要尽可能离开龈沟底的结合上

皮,减少对牙龈的刺激。一般要求龈边缘距龈沟底至少0.5 mm。

(三)修复体龈边缘外形的选择应用

修复体常用边缘外形设计各有优缺点。

1. 刃状边缘　采用刃状边缘的修复体牙体组织磨除量少,但修复体边缘的位置不易确定,边缘薄,其蜡型易变形,修复体边缘强度不足,只能用强度高的金属材料制作。一般用于倾斜牙的倾斜面,如下颌磨牙近中倾斜面或舌面。年轻恒牙有时也用于刃状边缘以免伤及牙髓。对操作空间受限的部位也可采用刃状边缘,如上颌磨牙远中邻面。

2. 斜面边缘　一般为45°角斜面。当龋、楔状缺损或以前的修复体已经形成了颈部斜面时,修复体可选用斜面边缘,其优点是能消除无基釉。斜面只能用于强度高、边缘性能良好的金属边缘、斜坡多用于嵌体洞形的𬌗面洞边缘,嵌体邻面形的颊舌轴面和3/4冠邻面轴沟的颊舌轴面的竖斜面。

3. 凹槽边缘　修复体边缘有一定的厚度,能保证边缘的精确性。牙体预备时,用鱼雷状金刚石钻针容易形成0.5 mm宽的浅凹槽边缘。临床上常用于铸造金属全冠、部分冠以及烤瓷熔附金属冠的舌侧金属边缘。深凹槽边缘:增加凹槽边缘的宽度。修复体边缘具有足够的厚度,准确清晰牙体预备时用圆头金刚石车针容易形成深凹槽边缘,但应注意凹槽不要宽于所选金刚石车针圆头的半径,防止无基釉的产生。深凹槽边缘是临床上常用的一种设计,可用于烤瓷熔附金属冠的唇面边缘及全瓷冠的边缘。

4. 肩台边缘　一般为90°直角肩台,宽1 mm,边缘位置明确,能为陶瓷提供足够的空间,满足强度及美观的要求。常用于烤瓷熔附金属冠唇侧边缘及全瓷冠边缘。根据肩台内线角圆钝与否又可分为内锐角肩台边缘和内钝角肩台边缘,前者由于90°的内线角处可产生应力集中,修复体边缘瓷容易崩裂。多数情况下涉及瓷边缘设计时,避免采用内锐角肩台而采用内钝角肩台,甚至可用深凹槽状边缘取代肩台边缘,这是因为凹槽状边缘的预备比较容易达到要求。

四、修复体应合乎抗力形与固位形的要求

(一)抗力形

牙体缺损的患牙,在修复完成后,要求修复体和患牙都能抵抗𬌗力而不

致被破坏或折裂。

1. 使患牙能抵抗咬合压力，不致被破坏或折断　患牙因牙体的缺损，不同程度地削弱了它的强度，同时为了彻底清除病变组织和保证修复体有一定的固位形，还需对患牙做适当的磨切预备。所以设计时，必须注意保护和覆盖脆弱的牙体组织，首先要去除无基釉柱和薄壁弱尖，牙体预备时要避免形成锐角和薄边缘。特别对死髓牙，因丧失了牙髓的代谢功能，牙体组织较脆，易于折裂；同时亦因龋坏范围过大，或在牙髓治疗时，牙体磨切较多且深，缺乏足够的健康牙本质支持，故特别需要制成适当的抗力形以预防牙折，必要时可在牙本质内植入牙本质钉，在根管内植入纤维桩或金属桩以增强患牙的抗力。

在预备Ⅱ类洞邻殆时，其峡部不可太宽，一般约占颊舌尖间距的1/3左右，如采用保护牙尖的铸造修复体恢复Ⅱ类洞时，则殆面峡部可为颊舌尖间距的1/2，当然峡部也不能过窄，否则修复体容易折断。

2. 修复体不因受咬合压力而折断、破裂　根据修复体的要求，选择合适的优质材料。由于各种材料的理化性能不同，所以修复体应根据材料的性能，在不同的部位，保证有一定的体积，以达到足够的机械强度。

如果牙体严重缺损，修复时可采用先做金属或非金属“核桩”，在“核桩”的基础上再做修复体的方法。那么“核桩”就应该具备足够的抗力形与固位形，使修复体具有良好的基础。

（二）固位形

人造冠固定在患牙上，不因咀嚼外力而致移位、脱落，这种抵御脱落的力称为固位力。为了增强修复体的固位力，根据患牙余留牙体组织的具体情况，在患牙上合理设计并预备成面、洞、钉洞、沟等各种几何形状，这种具有增强固位力的几何形状，称为固位形。固位形是修复体赖以固位的重要因素。

第三节　牙体缺损修复体的固位原理及临床应用

牙体缺损修复体必须有足够的固位力，使其稳固地保持在患牙的位置上,才能有效地恢复咀嚼功能。使修复体获得固位的主要固位力有约束力、摩擦力和黏接力。

一、约束和约束反力

在力学中通常把物体分为两类:一类称为自由体,它们的位移不受任何限制;如飞行中的飞机、炮弹和火箭等;另一类称为非自由体,它们的位移受到了预先给定条件的限制;如曲柄冲压机,冲头受到滑道的限制只能沿滑道移动,飞轮受轴承的限制只能绕轴转动。与此相同,Ⅱ类嵌体受到鸠尾的限制而不能水平脱位,3/4 冠受到邻沟的限制不能舌向脱位。金属全冠只能沿殆龈方向就位与脱位。

上述那些限制物体某些运动的条件称为约束,如滑道是冲头的约束,鸠尾形洞壁是嵌体的约束,邻沟是3/4 冠的约束。约束加给被约束物体的力称为约束力或约束反力,亦可简称反力。

约束力是通过约束与被约束物体之间的相互接触而产生的,这种接触力的特征与接触面的物理性质和约束的结构形式有关。

二、摩擦力

摩擦力是牙体缺损修复体获得固位的重要作用力。

1. 摩擦力的大小与两物体间所受的正压力成正比　正压力越大,摩擦力也越大,因此,两接触面接触越紧密,接触点间压强越大,摩擦力也越大。所以要求牙体缺损修复体与预备后的患牙紧密贴合。

2. 摩擦力的大小与两接触物体材料的性质及表面粗糙程度有关表面　较粗糙时,其摩擦力亦较大。摩擦系数大的物体,产生的摩擦力亦大。规范的牙体预备能产生适当的粗糙表面,没有必要刻意粗糙牙表面,否则给精确印模的制取和蜡型的制作带来困难。

另外,牙体预备的几何形态和面积也是影响固位力大小的重要因素。理论上,预备的牙面互相平行才能获得最大的固位力,因为轴壁越接近平行,修复体与轴壁越密贴,则受到的约束就越严格,脱位力的方向就常与轴壁间形成一定的角度,产生摩擦力的机会就越多;轴壁越向顶端内收,产生摩擦力的机会就越少。而实际上,在口腔内预备完全互相平行,而又不出现倒凹的轴面是不可能的。任何微小的倒凹都将妨碍修复体的就位,所以临床上允许轴面有一定的聚合度。聚合度太小，不易消除倒凹，聚合度太大，可使固位力几乎完全丧失。

有资料表明，聚合度为10°时的固位力仅为5°时的1/2，6°被认为是合适的聚合度，轴壁平行长方形套管移动时，内壁与预备体的轴壁保持紧密接触，有摩擦力；当脱位力与接触而不平行时，则摩擦力更大；梯形套管移动时，其内壁与预备体的轴壁不接触，无摩擦力；另外，聚合度较小，全冠受外力时，水平分力虽有使冠脱位趋势，但对抗的侧壁牙体组织阻止脱位；聚合度过大，全冠受外力时对抗的侧壁牙体组织无阻挡，致使冠脱位。

牙体预备轴面的表面积越大，固位力越强。在聚合度相同的情况下，长轴壁的固位力大于短轴壁，磨牙冠的固位力大于前磨牙，全冠固位力大约是部分冠的两倍。𬌗面的面积增大并不会明显增加固位力，因为修复体与牙体𬌗面无摩擦关系。

三、黏接力

修复体的固位作用，主要依靠患牙预备后所形成的固位形，以及预备完成的修复体与患牙密切贴合而产生的摩擦力，水门汀是用来封闭修复体与预备体之间的间隙，水门汀在传统修复体的固位中，起辅助固位的作用。水门汀与修复体之间、水门汀与预备体之间是黏接力在起作用，可通过各种表面处理方法和（或）表面处理剂提高界面之间的黏接力。

常用的磷酸锌水门汀晶体进入修复体表面不规则的微小孔隙中，及不规则的牙面或牙本质小管内，增加牙体与修复体之间的摩擦力，这是一种机械的结合或相互锁合，有防止与戴入道相反方向脱位的作用。新型水门汀如玻璃离子水门汀利用了玻璃离子与牙体硬组织的化学键结合的特点，因此玻璃离子水门汀同时还具有化学黏接的作用。树脂水门汀与牙体组织和修复体两个界面之间都可以利用各种处理方法和技术实现微机械锁结和化学的黏接，提高其黏接力，是目前美学修复体常用的水门汀。

影响黏接力的因素有：

1. 黏接面积　黏接力与面积成正比。在同样情况下，面积越大，黏接力越强。

2. 水门汀厚度　一般来说，水门汀层越厚，其固化收缩越大，对水门汀材料自身强度的影响也越大，因此修复体与预备体的表面之间应尽量密合。

3. 黏接面粗糙度　适当地增加粗糙度可以增加黏接力。

4. 黏接面状况　黏接面应保持清洁，干燥，没有水分、油质、唾液等污染。对修复体黏接面采用喷砂、酸蚀等方法进行处理，能有效地改善材料的表面性状。

5. 水门汀调拌的稠度　应适当水门汀过稀或过稠均影响黏接力。

6. 水门汀的种类　不同类型的水门汀对界面之间的黏接力产生不同的效果，选择合适的水门汀受多因素的影响。一般而言，玻璃离子水门汀能获得较强的固位力，但其机械性能，如抗压强度不如磷酸锌水门汀。近年来树脂黏接材料和技术发展很快，在临床上被越来越多地应用。

7. 修复材料种类及特性　金属和陶瓷是临床上最常用的两种修复材料。

(1)金属表面特征：表面活性越高，黏接力越强，非贵金属活性较高因而其固位力高于金合金。纯金属的表面能较高，但是被污染的金属表面则会降低其表面能。金属表面自然形成的氧化层结构疏松或是有孔隙存在，往往难以获得较高的黏接强度。采用喷砂法、电解、氧化、酸蚀法等对金属表面进行处理，去除表面疏松的氧化层及杂质，可以形成具有高表面能和高活性的氧化层，从而获得理想的黏接表面。

(2)陶瓷表面特征：新生的陶瓷表面由于表面能很高，在空气中会吸附一层气体和污物并牢固地与表面结合，这使表面活性降低，浸润性变差。采用喷砂法、酸蚀法(氢氟酸酸蚀)或化学偶联处理法(硅烷偶联剂)对陶瓷表面进行处理能够去除陶瓷表面的吸附物，暴露新鲜的瓷面，获得适宜的表面粗糙度和孔隙率，然后根据瓷材料的种类不同选用各种偶联剂，增强陶瓷和树脂之间的化学结合，再使用树脂水门汀或玻璃离子类水门汀封闭修复体间隙。

四、牙体缺损修复体常用的固位形

(一)环抱面固位形

这是基本的固位形式，每一个修复体都将尽量利用，它磨切牙体组织较浅，对牙髓的影响较小。

在环抱面固位形中，𬌗龈高度是重要因素，𬌗龈高度越大，固位力越强。在脱位力作用下，相同的环抱面积，𬌗龈高度高者较𬌗龈高度低者形成非脱位道方向约束力的机会多,阻力区范围大,故获得阻止向脱位道方向脱位的摩擦力的机会亦多,旋转脱位的可能性则更小。

𬌗龈高度过低者,当牙体缺损修复体,特别是全冠的一侧受力时,将产生以侧冠边缘为支点的旋转,对侧因无牙体组织的阻挡而易脱位。所以在牙体预备时,应该尽量保留适当的牙尖高度和牙尖斜坡的形态,既保持了𬌗龈高度,增加了接触面积,又使牙尖的三角嵴抗衡了各种相对方向的𬌗力。必要时增设洞、沟、钉等来辅助固位,以增强抗旋转能力。

(二)钉洞固位形

钉洞固位形牙体磨除较少,与钉之间可获得较大的固位力。钉洞的一般要求如下。

1. 深度　钉固位力量的大小,主要决定于钉的长度,而钉的长度又取决于钉洞的深度。钉洞一般深 1.5 mm,根据需要可增加到 2 mm,只要不伤及牙髓即可。短于 1 mm 的钉缺乏最低限度的固位力,如果是无髓牙,则可根据需要,采取较大的深度,也可利用髓室和根管。

2. 直径　约 1 mm,太细则钉容易折断,特别在与金属面的交界处。为了预备方便,可逐渐缩小,呈锥形,但锥形减小了钉的固位力。

3. 分布　两个以上的钉洞,其分布越分散,可获得的固位力也越大。一般前牙做 1 ~ 3 个,后牙可做 2 ~ 4 个钉洞。

4. 位置　钉洞一般预备在患牙面接近釉牙本质界的牙本质内。这个部位远离牙髓,也不易造成牙釉质折裂。前牙一般置于舌面窝的深处和舌面切缘嵴与近远中边缘嵴交界处,后牙一般置于牙尖之间的沟窝处。

5. 方向　所有钉洞均需与人造冠的就位道相平行。为了保证钉的彼此平行,除了用肉眼观察外,最好采用器械控制。

6. 钉的表面形态　钉的表面形态有光滑状、锯齿状和螺纹状。螺纹状者固位力最强。

(三)沟固位形

沟固位形不同于钉洞固位形,它有一个面不被牙体组织包围,所以常用于患牙轴面的表面上,以取得较长的长度。

1. 深度　沟固位力量的大小,首先取决于沟的深度,一般为 1 mm,过深则易损伤牙髓。

2. 长度　沟越长,固位越好,虽受解剖条件的限制,不能任意延长,但加大长度是在牙体浅层切割，对牙髓的刺激也较小，应尽量争取，但止端必须在边缘内 0.5 mm。

3. 方向　如果在一个患牙上有两条以上的沟，那么它们必须彼此平行并与就位道方向一致，两条沟之间的距离越大，则固位越好。

4. 形态　为了制作方便，沟可做成锥形，从起点到止点，逐渐变浅变细，其止端有 3 种形式。最常用的形式是逐渐变浅，但有固定的止端，这样固位较好，对患牙损伤较小，也便于预备；另一种形式是基本等深，止端形成明确的肩台，这种形式固位力最强，但对牙体切割要深一些，适用于牙体较厚而牙冠较短的后牙；还有一种形式是逐渐变浅而无明显的止端，它对牙体损伤较小，适用于切龈高度大的前牙。

（四）洞固位形

牙体缺损，特别是由龋病产生的缺损，常已形成龋洞，可利用其作为固位之用，但必须达到以下要求。

1. 深度　这是洞固位形固位力强弱的主要因素，洞深应该在 2 mm 以上，洞越深固位越强。一般来说，龋洞越深，缺损范围也较大，余留牙体组织的抗力形可能较差，如果遇到薄壁、弱尖，尤其是死髓牙，应该特别注意患牙的抗力形，可采取措施加以保护。

2. 底平　平底可以抗衡来自垂直方向的咬合压力，洞越浅则越需要底平，否则在受到不同方向的力作用时会出现修复体的松脱。洞深，修复体在受到不同方向力作用时，较高的轴壁就能抗衡而不会松脱，所以对深洞就不一定强调底平，否则容易损伤牙髓。

3. 壁直　所有的轴壁要求与就位道方向一致，相互平行，不能有倒凹，为了就位方便，可微向洞口敞开，一般不超过 2° ~5°，否则会影响其固位力。点角、线角要明确，可增加固位。

4. 鸠尾扣　邻殆洞应在殆面做成鸠尾扣，防止水平方向的移位，鸠尾扣的形状、大小应根据殆面形态而定，要能起扣锁的固位作用，又不削弱余留牙体组织的抗力形；在殆面沟槽处可适当扩展，尽量保留牙尖的三角嵴，自然形成鸠尾扣；在邻殆交界处的峡部，其宽度磨牙一般为颊舌尖宽度的 1/3 左右，前磨牙为 1/2，过窄修复体容易折断，过宽则牙尖容易折裂。如果为死髓牙或缺损较大者，应采用保护牙尖的修复体。

5. 洞缘斜面　在箱状洞形的洞面角处做成斜面，其作用是为了防止无支持的牙釉柱折断，以保护薄弱的洞壁和脆弱牙尖，也可使修复体边缘与洞形边缘更加密合，使水门汀不易被唾液所溶解。根据釉柱方向与材料的强度和性能，在洞的边缘上做成长短、斜度不同的斜面，一般在𬌗面的洞缘斜面与轴壁约呈45°角，如果斜面过深、过大，则相对降低了洞的深度，会削弱固位。近来修复体更多地采用延伸斜面，覆盖脆弱的牙尖，凡𬌗面有咬合的部分均包括在修复体之内，以确保修复体的抗力形与固位形。

第四节　暂时修复体

暂时修复体是在固定修复的牙体预备后至最终固定修复体完成前为患者制作的过渡性临时修复体，包括临时冠、暂时桥、暂时贴面、暂时嵌体，以临时冠最为常见。

一、暂时修复体的作用

（一）保护作用

活髓牙牙体预备后牙本质暴露，易引起过敏症状或牙髓炎症，暂时修复体覆盖了牙体预备后的牙本质或牙冠，防止牙髓受到机械、温度和化学刺激，如食物、菌斑积聚及呼吸时气流的刺激。

（二）维持与稳定作用

临时冠可保持𬌗面稳定性，防止患牙和对𬌗牙伸长而减小或丧失𬌗面修复间隙。暂时修复体可正确恢复邻接关系和牙冠轴面，防止患牙或邻牙移位，维持轴面修复间隙。多个暂时修复体在保持牙弓外形的同时，也维持了唇颊组织正常的丰满度。牙龈组织在牙体预备后可能增生、移位、覆盖预备体边缘，影响全冠等修复体的试戴和美观，暂时修复体可限制其不利生长。多个暂时修复体可保持咬合关系、垂直距离的稳定性。

（三）恢复功能作用

暂时修复体可具有一定的咀嚼功能，暂时满足患者的咀嚼要求；可为患者恢复完整的牙列，在形态与颜色等方面基本与整个口腔环境融为一体；还可恢复患者的发音功能。

(四)自洁作用

牙冠预备后形态改变,清洁和自洁作用差,使用暂时修复体可保持牙冠的自洁作用。为了达到良好的自洁作用,要求暂时修复体边缘密合无悬突,表面高度抛光。粗糙的临时冠边缘容易使菌斑沉积,对牙周支持组织会造成损伤,这种损伤比化学刺激要大得多。

(五)诊断信息作用

暂时修复体可提供形态、位置、美学等一系列信息,有利于最终修复体达到最佳的牙冠形态、排列位置和美学效果。亦可根据暂时修复体的𬌗龈高度和位置,评估𬌗重建患者新建的咬合关系和垂直距离是否合理,利于患者适应最终修复体。

二、暂时修复体的种类

根据是否在口腔内直接制作,暂时修复体可以被划分为直接法和间接法两种制作类型。根据暂时修复体使用材料的不同,暂时修复体可以分为金属暂时修复体和非金属暂时修复体两大类;其中非金属暂时修复体主要为树脂材料的暂时修复体,包括甲基丙烯酸甲酯树脂(自凝树脂或热凝树脂)、双丙烯酸复合树脂、成品树脂牙面与自凝或热凝树脂的混合、成品树脂预成冠与自凝树脂的混合等多种形式。

三、制作方法

(一)直接法

在患者口腔内直接制作暂时修复体,其优点是快速、方便,可即刻恢复患牙形态,减少就诊次数。此法适用于单个或少数牙的暂时修复体制作,其缺点是当预备牙及邻牙有较大倒凹时,或多个预备牙就位道不同时易造成暂时修复体无法取出;用自凝树脂塑形时不易控制外形等。具体方法又分为以下几种。

1. 成品预成冠成形法　牙体预备完成后,选择大小、形态、颜色合适的成品预成冠,修改合适后用自凝树脂在口内直接进行重衬,待其初步硬固后取出。最后调磨、调𬌗、抛光完成。前牙和前磨牙一般选择牙色的聚碳酸酯预成冠,后牙多选择软质合金预成冠。

2. 成品树脂牙面成形法　选配颜色、大小基本合适的树脂牙面，修改合适后加适量单体湿润其组织面。在小瓷杯中调拌白色自凝树脂至均匀，然后加盖至丝状期。清洁患牙的牙面及颈缘，把调制好的自凝树脂置于其唇（颊）、舌及邻面，嘱患者正中咬合，将调改好的树脂牙面按正确位置压在唇（颊）侧，去除颈缘及邻间隙内多余的自凝树脂。在其完全固化前，轻轻取出暂时修复体，放入温水中加速固化。待完全固化后，修整、调𬌗、抛光并临时黏固。在不影响美观的情况下，也可不使用树脂牙面，只用自凝树脂口内直接制作。随着修复材料的改进，这一方法在临床应用越来越少。

3. 印模成形法　在牙体预备前先取印模，若基牙有缺损可用蜡暂时将牙冠形态恢复后再取模或在取模后刮除缺损区印模材料（暂时固定桥体部分也可用同法完成），然后修去任何影响印模重新就位的悬突、倒凹以备使用。牙体预备完成后，选择所需颜色的专用于暂时修复体制作的自凝树脂（如双丙烯酸树脂），将催化剂和基质按比例调拌均匀，放入专用针筒内（也可直接使用专用输送枪），注入印模中需制作暂时修复体的牙位，自𬌗面向龈缘部分缓慢注入，注入时保持注射头浸没于树脂材料中以避免出现气泡。清洁及吹干预备牙面，将印模重新准确复位于口内并保持约3 min，待树脂基本硬化后取出印模，并从印模内取出暂时修复体，修改、试戴、调𬌗、抛光，最后临时黏固。

4. 真空薄膜印模直接成形法　牙体预备前先制取研究模型，要求模型边缘无空泡、倒凹及尖锐区域；如果有缺牙间隙，可用成品树脂牙或自凝树脂（避免用蜡）在模型上缺牙区恢复牙的形态。将一片厚0.2 mm的成品树脂薄膜固定在真空压缩成型机的机架上，并逐渐加热烘软，然后将研究模型放在成型机圆盘中，再将烘软的薄膜移至模型上，抽真空压缩成形，制成薄膜印模。牙体预备完成后，将薄膜印模戴入口腔内，检查是否合适。由于此薄膜为透明材料，因此亦可检查牙体预备是否足够。将调制好的自凝树脂或双丙烯酸树脂缓慢注入薄膜印模所需牙位中，注意避免气泡。然后将印模置入口内就位，待树脂固化后取出。结晶后修整、调𬌗、抛光、暂时黏固。

（二）间接法

暂时修复体在口外模型上制作。该方法操作方便，且不受时间限制，制作质量较高；当多个牙需制作暂时修复体时，容易塑造良好的轴面及𬌗面形态，不受就位道不同的限制。缺点是较为费工费时。

1. 直接法均可用于间接法　制作暂时修复体，不同之处在于，直接法是在牙体预备后的口内直接操作，而间接法操作是在牙体预备后的模型上进行。间接法制作时需在预备牙及相邻牙上涂分离剂，其余步骤同直接法。口外制作完成的暂时修复体需在口内进行试戴、调改、调𬌗、抛光后才能暂时黏固于预备牙上。

2. 热凝树脂成形法　适用于多个暂时修复体的同时制作，尤其适用于𬌗重建暂时修复体的制作。首先在牙体预备后取印模灌注模型，然后在模型上雕塑暂时修复体蜡型（此步骤可结合使用成品树脂牙面获得更佳的唇面外形和颜色），常规装盒、冲蜡、装腔（白色热凝树脂）、热处理、开盒、打磨抛光、送临床试戴，口内调𬌗、修改、抛光、暂时黏固。

间接法较为费时，不利于预备后，马上戴入暂时修复体以行使其功能。为了避免上述不足，可在牙体预备的前一次就诊时制取研究模型，并按照牙体预备的要求进行模型的牙体预备，然后按上述间接法步骤制作并完成暂时修复体备用。待口内牙体预备完成后，即刻将上述暂时修复体调改就位、重衬、再调𬌗、修改、抛光、暂时黏固。

四、试戴与黏固

暂时修复体经口内试戴、调改合适并抛光后，需用暂时黏固水门汀将其黏固在预备体上。暂时黏固水门汀一般为氧化锌丁香酚水门汀，它有良好的安抚、镇痛、封闭作用。但由于丁香酚可以阻碍树脂的聚合，对于今后将采用树脂类黏合剂黏固或黏接的情况，在暂时黏固时须选择不含丁香酚的暂时黏固水门汀。目前，很多用于暂时黏固的水门汀均由两组分膏剂（基质和催化剂）组成；使用时通过适当比例混合，操作非常简便；同时它还具有易就位、易凝固、易清理等优点。

第五节　固定修复印模技术

口腔印模是指口腔有关组织的印模，反映与修复有关的口腔软、硬组织的情况。将模型材料灌注于制备的印模内即得到与口腔软、硬组织形态完全一致的模型。各类口腔修复体的制作一般都要经过印模制取，灌注模型，然后在模型上制作完成，因此印模和模型是否真实反映口腔组织情况与制作修复体的精确度是紧密相关的，可以说印模及模型质量的好与坏是制作优良修复体的首要前提。印模技术即在临床修复操作中通过用印模材料和印模托盘来预备制取口腔有关组织的印模的相关技术操作，其包括可摘修复印模技术和固定修复技术。

一、固定修复印模的基本要求

精细、准确的印模制取是固定修复体成功的关键步骤之一，对于固定修复而言，印模技术的基本要求是把预备牙或基牙的牙体、龈沟以及与修复相关的组织如龈缘、缺牙区牙槽嵴、邻牙、对殆牙等反映清楚。

二、固定修复印模材料及印模托盘的选择

（一）印模材料的选择

用于固定修复的印模材料主要包括弹性橡胶印模材料、藻酸盐印模材料和琼脂印模材料。硅橡胶及聚醚橡胶弹性好，精度高，变形小，流动性好，是理想的固定修复印模材料。根据材料的流动性不同，橡胶印模材料分为油泥型、重体型、普通型及轻体型。临床上不同类型橡胶印模材料的配合应用，可以获得精细的印模。目前，在我国还广泛使用琼脂印模材料与藻酸盐印模材料的联合使用，也可获得较精确的印模。而单纯的藻酸盐印模材料因其表面清晰度和尺寸稳定性较差，只能用于研究模型的制取。

（二）印模托盘的选择

按照制作方法的不同，托盘分为普通托盘和个别托盘。按照制作材料的不同，托盘可分为钢托盘（有孔或无孔）、铝托盘等。根据覆盖牙列情况，托盘分为全牙列托盘和部分牙列托盘。制作单个磨牙的全冠，咬合关系稳定时，可以使用部分牙列托盘制取预备牙的印模取模区应包括患牙近远中向各至少两颗邻牙，并记录咬合关系。多个磨牙全冠或者上下颌咬合关系不稳定时，必须使用全牙列托盘。当使用橡胶类印模材料时，应当使用不易变形的钢托盘。

三、固定修复的印模方法

(一)排龈

口腔内制取精确的固定修复印模需克服两个难点:一是保持预备体边缘的干燥,避免唾液覆盖、龈沟液渗出以及牙龈出血,否则预备体边缘存留的液体会影响印模的精确度。二是预备体的边缘常位于龈沟内,由于牙龈失去原有牙体组织的支持会塌陷并覆盖预备体边缘,严重影响修复体边缘的准确性和密合性,因此,只有使塌陷的牙龈与预备体边缘分开形成间隙,印模材进入龈沟内才可以精确地取出边缘的形态。要想解决上述难题,需使用排龈技术。

排龈技术是在取印模前,采用机械性和(或)药物性的手段,让龈缘收缩,龈沟液得到控制,使龈沟出现间隙并清晰暴露预备体边缘的技术,目的是让牙颈部的印模更准确、清晰。其利用的原理是牙龈软组织的黏弹性特征。

排龈的方法分为机械性排龈法、机械化学联合排龈法以及高频电刀排龈法等。

1. 机械性排龈法　使用单纯排龈线进行排龈,根据龈沟的深度和牙龈松紧度选择不同直径的排龈线,用排龈器推压入龈沟内,塞入后的排龈线不高出龈缘。

2. 机械化学联合排龈法　临床上常将排龈用药物和机械性排龈联合应用,即为机械化学联合排龈法。排龈用药物是血管收缩或收敛剂,如硫酸亚铁、氧化铝溶液等。在部分排龈溶液的配方中加入了微量的外消旋肾上腺素,对于有心脏疾病、高血压的患者慎用。将排龈线与药物混合后用排龈器推压入龈沟即为机械化学联合法排龈。此外,有专用排龈线是经血管收缩药物浸渍后干燥而成的,当排龈线进入龈沟后,其吸收龈沟液并析出药物,同时发挥药物和机械的联合排龈作用。

排龈时应注意:①排龈线的直径应有多种以适应不同的龈沟深度及牙龈松紧度;②将排龈线压入龈沟的操作要轻柔,施力的方向不要直接指向龈沟底,防止撕伤结合上皮;③肾上腺素容易氧化,需密封保存;④放入排龈线前,冲洗干净龈沟内的唾液和血液;⑤作用 5 min 左右后轻轻缓慢取出排龈线,取出后应立即制取印模;⑥对于龈沟较深的牙,排龈时可采用双线法,即先压入一较细的排龈线，其上再加入一较粗的排龈线。取印模时将较细的排龈线暂时保留龈沟内，印模完成后再取出。

3. 高频电刀排龈法 是利用极微细的高频电刀头去除部分沟内上皮，使游离龈与预备体边缘之间出现微小间隙而利于印模材料的进入。此外，当龈缘炎症伴有增生、外伤牙断面位于龈沟下较深时，可采用高频电刀做牙龈成形术，切除部分龈袋或覆盖的牙龈，使龈沟深度恢复正常，使预备体或断面边缘暴露，同时，可结合高频电刀进行电凝止血。待局部牙龈恢复正常后，联合使用排龈膏和机械排龈法制取印模。

近年来，激光已经逐渐在口腔领域得到广泛应用。临床上也可以使用激光作为排龈的方法，其操作与电刀排龈类似，并且可以做到更加微创和无痛。

（二）非橡胶类印模材料的印模制取方法

琼脂与藻酸盐印模材料的联合印模方法是加热琼脂印模材料，同时选托盘，准备好藻酸盐。按厂商说明的温度及加热时间完成加热过程形成溶胶，取出装入注射器内备用。同时吹干预备体，将适宜温度的材料注入龈沟内与预备体周围，同时将藻酸盐放入托盘内于口中就位，待藻酸盐凝固后取下联合印模，检查合格后灌注工作模型。

（三）橡胶类印模材料的印模制取方法

目前常用的橡胶类印模材料主要有硅橡胶和聚醚橡胶。其取模方法主要是根据橡胶印模材料的流动性不同，分为一步法和两步法。

1. 一步法 将混合好的油泥型硅橡胶或将低流动性硅橡胶注入或放入托盘，同时在预备过的患牙及周围注射高流动性硅橡胶印模材料，然后将托盘就位一次制取出印模。也可将中流动性橡胶材料（如聚醚橡胶）注入托盘，同时在患牙及周围注射中流动性橡胶材料，然后将托盘就位一次制取出印模。前者因含两种流动性的组分被称为双组分印模，后者因含有一种流动性的组分被称为单一组分印模。一步法取印模简便易行、节约时间，获得印模准确，但技术要求高。

2. 两步法 先混合油泥型硅橡胶放入托盘并制取初印模，待初印模结固后取出，用修整刀修盘印模中患牙周边 1 ~2 mm 范围的印模材料及阻碍印模二次复位部分，并形成排溢沟，然后添加适量高流动性精细硅橡胶印模材料到修剪过的印模区，同时在预备过的患牙及周围注射高流动性硅橡胶印模材料，再将托盘重新在牙列上就位，印模材料结固后取出即获得更精细的终印模。两步法印模均为双组分印模。该方法的优点是利于多个牙位修复体印模的制取，便于获得龈缘印模；缺点是取两次印模费时，初印模二次就位时易影响准确性。印模制取后，应该按照印模材料说明规定的时间灌注石膏模型。藻酸盐类印模材料尺寸稳定性较差，应该尽快灌注石膏模型；硅橡胶和聚醚橡胶印模材料尺寸稳定性较好，按照说明规定的时间内灌注石膏模型即可。需要注意的是有些加成型硅橡胶材料，聚合后表面会释放氢气，取印模后需至少放置 30 min 再灌模型，否则会在模型表面产生蜂窝状气泡。

第六节　比　色

为了获得修复体美观效果使修复体与口内余留牙保持协调一致的颜色是关键。牙颜色千差万别，要使完成的修复体能够与天然牙颜色匹配，就必须将患者口内牙的颜色记录下来并准确传递给技师。个体牙通过与预定的常用颜色比色卡比较，口腔科医师可选择并记录最为接近天然牙颜色的比色卡号，这一过程就是牙颜色的确定过程。了解颜色基本知识、正确表述天然牙颜色及特征、熟悉比色卡特征以及瓷修复体的结构，对准确的比色非常重要。

一、颜色的基本知识

（一）颜色的产生

光是人们感知颜色的必要条件，物体所呈现的颜色是由其反射出的可见光波长决定的。可见光的波长不同会在人眼中产生不同的颜色反应。而对物体颜色的感知和判断受到光源、观察者、被观察物的共同影响。

（二）光源

光源是影响被观察物颜色的重要因素。临床工作中所使用的光源主要有以下 3 种。

1. 自然光　光谱分布均匀，常被用作标准光源。但是自然光受时间、天气、大气湿度等因素影响。晴天中午的非直射自然光是比较理想的比色用光源。

2. 白炽灯　光谱中黄光成分较多而缺少蓝、蓝绿光线。

3. 荧光灯　光谱中蓝光成分较多而缺少黄、橙光线。

因此在白炽灯及荧光灯下进行比色时要注意其影响。

在同一光源下，我们不能忽视同色异谱现象。两种物体虽然由不同的光谱组成，但在同一光源下两种物体具有相同颜色的现象被称为同色异谱现象。该问题在比色时应格外注意，可在几种不同的光源下进行比色，从而避免同色异谱现象。

（三）观察者

观察者对颜色的感知有心理和生理两个过程。当光源照射到物体后，反射光、透射光等进入人眼产生对被观察物的颜色感知，此为生理过程；当颜色信息到达大脑后，观察者对颜色信号进行综合分析、判断并产生联想，最后通过语言表达出感受，此为心理过程。心理过程除了受到主观因素的影响，还受到观察者年龄、性别、性格、种族、地区、阅历、教育等多种因素的制约，导致不同观察者对同一颜色有不同的理解，因此常出现医师、技师和患者对颜色理解认识的不同。而在生理过程中，以下两个因素不容忽视。

1. 人眼对颜色的感知　视网膜中的视锥细胞和视杆细胞在对颜色的感知具有不同的功能。视杆细胞只感知光线的强弱，在暗环境中发生作用。视锥细胞可感知物体的颜色，在明亮环境中发生作用，其中视锥细胞还可分为3种，分别对红、绿、蓝光敏感。其中视杆细胞容易疲劳，只在最初接触某种颜色时较为敏感，因此，在比色时优先对比明度或亮度符合人眼的生理规律。

2. 人眼对颜色的适应性　随着人眼对某种颜色注视时间的增加，人眼对该颜色的感知能力会逐渐下降出现适应，而同时对其互补色的感知敏感性增强。因此，在比色时要避免长时间注视。若出现疲劳时，可先注视蓝色来增强人眼对黄色的敏感力。

（四）被观察物

被观察物除了具有不同的颜色特征外，其表面可能有不同的粗糙度及结构，其整体可能有不同的厚度、形状、透光特性等，这些均影响比色的准确性。

二、颜色的描述系统

随着人们认识的加深，对颜色的描述系统也从单因素发展为多因素，从二维平面扩展到三维空间，使人们对其的认识更加科学和细致。这里介绍两种常用的颜色描述系统。

（一）孟塞尔系统

孟塞尔系统（Munsell system）是目前最常用的颜色描述定位系统之一，临床上的比色基于此系统。孟塞尔系统将物体的颜色描述为三大要素。

1. 明度　又称亮度。是指物体反射光线的强弱。孟塞尔系统的明度值由黑至白有0～10共11个梯度。自然牙的明度值一般为4～8。具有相同色调的物体，明度与透明度成反比。

2. 色调　又称色相。是颜色的基本特性，是由物体所反射光线的波长决定的。孟塞尔系统中有10种基本的色调：红（R）、黄（Y）、绿（G）、蓝（B）、紫（P）5种主要色调及黄红（YR）、绿黄（GY）、蓝绿（BG）、紫蓝（PB）、红紫（RP）5种中间色调。每种色调又可分成10个等级，以下还可进一步分级。天然牙的色调一般为黄和黄红，范围为6.0YR～9.3YR。

3. 饱和度　又称彩度。是指色调的深浅，即色调浓度的高低。饱和度最低为0，即无色。每种色调可达到的最大饱和度不同。自然牙的饱和度一般为0～7。

（二）国际照明委员会表色系统

国际照明委员会表色系统是国际照明委员会（CIE）1978年为定量地测量颜色而规定的一种标准色度系统。在此系统中颜色由三刺激值L*、a*、b*表示。L*表示亮度，a*、b*分别代表红绿度和黄蓝度，其两者的绝对值大小决定饱和度的大小。此系统主要用于天然牙、修复体的色度学定量研究。

三、天然牙的颜色特征

牙的颜色是牙外观的重要特征，是牙构成成分及特殊结构的综合反映，会受到许多因素的影响。

(一)增龄性改变

多数人随着年龄的增加,牙的色泽变暗,颜色加深,由白黄到黄橙到棕橙,并出现磨耗、染色等特征色。发生增龄性改变的原因如下。

(1)牙本质透明度的改变。随着年龄增加,牙本质小管逐渐狭窄,管周牙本质逐渐发生矿化直至最终发生闭锁。

(2)其次是牙本质小管内的牙本质细胞发生萎缩,细胞突起消失,高度矿化。这样,仅留下牙釉质可使光线发生透射,从牙釉质透入的光线由于牙本质的改变而被吸收,不能发生反射现象。

(3)某些原因如进行性的牙切端磨耗、烟斑、食物色素的沉着以及细菌、金属离子进入牙体组织,导致牙的光泽、颜色以及其他一些影响视觉效果的因素发生改变。

(4)随着年龄的增加,牙的磨耗使牙釉质表面很平滑,牙表面乱放射的降低也导致光泽的下降。

(5)其他原因如牙本质的矿化,继发牙本质的形成,牙釉质结晶体的过大引起排列不规则,使得短波区域中的光线反射减少,视觉牙体微呈红色。

(二)牙位、性别与牙颜色变化的关系

(1)天然牙的颜色存在性别差异,女性牙色的亮度高于男性,而饱和度较低,色调偏黄。

(2)上颌前牙中,中切牙亮度最大,尖牙亮度最小,但尖牙的饱和度最高。这一特点在年轻女性中非常明显。

(3)当中切牙、侧切牙的差别不明显时,尖牙也显得比它们色泽低,颜色深,这点在中青年男性中很明显。对于老年人,男性与女性的不同牙之间的差别没有那么明显。在女性,中切牙与侧切牙的差别比较明显,但是中侧切牙与尖牙相比,尖牙的颜色显得深的现象比较多见。

(4)颜色在同一牙面上也存在部位特异性,由1/3代表牙色最好,切端和颈部色受周围组织影响较大。牙中1/3亮度较大,而牙颈部饱和度最大,切端饱和度最小。

(三)半透明性

半透明性是影响修复体美观的一个重要因素。入射光照至天然牙冠可产生部分透射现象,产生半透明特性。牙釉质的分布、厚度与质量是影响天

然牙牙冠半透明特性的主要因素。

(四)天然牙的乳光现象

自然界中的蛋白石在反射光下会出现乳蓝色,在透射光下会呈现橙红色,这种现象称为乳光现象。蛋白石乳光现象产生的原因归结于其内部结构组成。天然牙的牙釉质有着与蛋白石相似的内部结构,可见光进入牙釉质内同样会出现散射现象,只有波长较短的蓝光进入人眼形成肉眼所见的灰蓝色乳光效应为了更加真实地模拟天然牙,修复体应尽量模拟牙釉质中的乳光效应。

(五)天然牙的荧光效应

天然牙中羟基磷灰石矿物质与有机物基质在经过光的照射后,吸收能量,然后以发光的形式释放出较长波长的能量(蓝白色光),此为荧光效应。牙本质的荧光效应一般强于牙釉质。观察该效应时应使用紫外线或黑色光源。修复体也应尽量模拟天然牙的荧光效应。

(六)天然牙的表面质地

表面质地同样影响颜色和美观效果的确定。天然牙牙冠表面质地随着年龄的增长,机械磨耗的产生,牙冠表面的平行线及发育沟越来越不明显,牙面越来越光滑,亮度逐渐增高。表面质地影响入射光线在牙面上的反射、散射和吸收。表面粗糙度增加可以减少牙面的亮度,同时还可能改变牙面的色调、饱和度及半透明性。因此在修复体制作时要准确地形成其表面的质地,否则会影响最终的修复效果。

(七)表面特征色

天然牙面除了上述颜色特征外还具有一些独特的、个性化的视觉特征,包括隐裂、染色、磨耗面、钙化不全的白垩色斑点等,此即为表面特征色。表面特征色同样是影响修复体美观的重要因素。Muia 甚至将表面特征色和色调、饱和度与亮度并列形成新的四维牙色系统。因此,表面特征色在比色时应准确地传达给技师,并力求全面准确地复制。

四、常用比色板、比色仪器及使用方法

(一)常用比色板及使用方法

比色板是由能基本代表天然牙颜色色调、饱和度和亮度的标准牙面组

成。临床上的比色通常是医师采用比色板以目测方式进行的。目前比较常用的比色板有 Vitapan Classical 比色板和 Vitapan 3D-Master 比色板等。

1. Vitapan Classical 比色板

(1) Vitapan Classical 比色板的特点和缺陷：该比色板根据色调的不同分成 A、B、C、D 4 组，本质上它们代表了红褐色、红黄色、灰色、红灰色 4 种色调。A 组的色调与天然牙正常色调吻合度较高，色调偏棕黄，常用于青年人。B 组的色调接近纯黄色，天然牙中并不多见。A/B 组合常用于中年人，用来表达介于 A、B 之间的色调。C 组可看作 B 组的一个补充色调，与 D 组色调相似，但亮度较低、偏灰，常用于中、老年人或四环素牙。D 组可看作 A 组的补充，色调与 A 组相近，亮度较低，牙色偏红。但是，该比色板存在很多缺陷。首先，比色板所包括的颜色范围过窄。其次，比色板的制作与金瓷冠或全瓷冠相差甚远，比色板无金属基底，且瓷层厚度达 2 ~ 3 mm，而金瓷冠有金属基底、需用遮色瓷遮色，瓷层厚度才 1.0 ~ 1.4 mm。再次，比色卡的牙冠长度与实际的牙长度不一致，比色板表现的颜色效果与金瓷冠缺乏一致性。另外，该比色板的颜色范围是以西方人的颜色数据制作的，与东方人牙色特征略有差异。因此，该比色板不能完全满足临床要求。

(2) Vitapan Classical 比色板的使用方法：首先在 A、B、C、D 4 组牙面中选择最接近的色调选择色调时要根据天然牙中饱和度较高的区域，如尖牙、牙颈部等来选择。其次在已决定的色调组中选择与天然牙最接近的饱和度。最后是亮度的选择。金瓷冠的亮度可通过瓷粉中添加白粉或表面上色等方法进行小范围的增高或降低。在金瓷冠的制作中易出现的一个错误就是亮度大于相邻的天然牙面使金瓷冠看起来不自然。即使在同一牙面中天然牙的颜色也存在部位的差异，因此需将牙面分区进行比色和记录。

2. Vitapan 3D-Master 比色板

(1) Vitapan 3D-Master 比色板的优点：Vitapan 3D-Master 比色板依据亮度可分为 1 ~ 5 级；依据饱和度（Chroma）可分为 1 ~ 3 级，中间也可有 1.5 和 2.5 存在；依据色调（Hue）可分为 3 级，分别为 L、M 和 R，分别代表偏黄、中间色调和偏红，较 Vitapan Classical 比色板进行了较大的改进，其中包括：①牙颜色覆盖区更大，精确度更高。②按照色度测量的原则建立比色板系统，容易定量化。对色彩的亮度、饱和度以及色调等三参数进行了等距离划分。每一种颜色的比色卡三参数都为等距离逐次安置，使中间颜色的复制更准确且易定量，同时也使医技之间传达颜色信息更可靠准确，使技师可以在相对明确的参数指导下对一种颜色进行复制。③将出现最频繁的牙颜色置于色板中部，出现概率低的牙色置于色板周围，方便进行比色。

基于上述优点，该比色板降低了比色误差。

(2)Vitapan 3D-Master 比色板的使用方法：首先应进行亮度的选择，从 1～5 五个亮度等级中选择与天然牙最接近的亮度。具体方法是把五个亮度等级组中色调为 M、饱和度为 2 的色卡组取出用于亮度选择。其次是饱和度的选择，具体方法是在已决定的亮度组中，将中间色调 M 的色卡组取出，选择与天然牙最接近的饱和度(1～3)。第三步是确定色调(L、M 或 R)，具体方法是将天然牙的牙色与第二步中从 M 组里选中的、饱和度相对合适的色卡相比，看天然牙的牙色是偏黄(L)还是偏红(R)。确定好色卡后，将具体结果标注在技工加工单上，必要时用文字说明。

(二)比色仪器及使用方法

视觉比色是一个主观过程，比色的准确性和稳定性易受多种主观因素的影响。仪器比色在一定程度上可弥补视觉比色的不足，具有客观和定量的特点。随着技术的进步，比色仪器的优势逐渐显现出来，并且越来越多地应用于临床。根据测色原理不同，比色仪器主要分为色度计和分光光度计比色仪。

1. 色度计比色仪　该比色仪可直接测量颜色的三刺激值，通过过滤可见光谱中的 3 个或 4 个区域的光来决定物体的颜色。其特点是测色效率高，具有较好的稳定性，但精确性往往不如分光光度计比色仪。

2. 分光光度计比色仪　分光光度计比色仪可以捕捉物体反射、散射和透射光的光谱，这些数据经过处理后可转换为物体的颜色信息。根据一次测量牙面面积的大小不同，比色仪可被分为点测量型和全牙面测量型比色仪。

(1)点测量型比色仪：该比色仪通常设计为接触式测量形式。由于牙表面不是理想平面，因此在测量时存在边缘丢失效应，可导致误差的产生。

(2)全牙面测量型比色仪：该比色仪可以捕捉整个牙面反射和散射的光，不存在边缘丢失效应。其配套的软件，可以在后期对牙及修复体的颜色进行详细分析。此外，该仪器还能够拍摄牙图像，为技师提供直观的参考。

五、比色的注意事项

将比色卡与天然牙对照比色，选择出合适的修复体颜色具有相当的难度。为了提高准确性，比色时需注意以下事项：

1. 医技交流中的注意事项　医师与技师之间首先应建立良好的交流关系。彼此对所应用的瓷粉、色彩学知识及比色方法等有深入了解，尽量减少信息交流产生的误差。

2. 比色前的准备及注意事项　诊室中的比色环境应能模拟白色自然光条件或是模拟日光照射条件；四周的环境包括家具、物品等以灰色基调为好，不能有反光物或颜色鲜明的物品。应在自然光线条件下进行比色，一般以上午10点至下午3点之间为佳，因其较少受大气层干扰，光谱最全。有条件的情况下，在标准光源下进行比色，然后在多种光源下进行综合评价，以避免同色异谱现象。应去除或避免患者戴用影响比色的干扰物，如化妆品、鲜艳的衣物、闪亮的耳环、眼镜等。比色前还应充分清洁天然牙，去除邻牙烟斑、茶垢等，必要时用橡皮杯抛光。

3. 比色时机的合理掌握　首先，比色的医师应该避免身体疲劳，否则视觉敏锐度下降；其次，比色的时间应在就诊开始时进行，减少医师眼睛疲劳产生的影响；再次，比色时间要短、前5 s的第一印象很重要，以免视锥细胞疲劳，因为凝视时间越长，视锥细胞激活后越容易对被观察到的颜色进行补偿。对于牙面尚完整或部分完整的预备牙，最好选择在预备之前进行比色，以最大程度记录原预备牙的颜色和形态特征。

4. 比色医师眼睛的注意事项　比色时，医师眼睛应与所比色牙保持在同一水平位置，比色医师位于患者与光源之间；比色时，医师的眼睛可先注视蓝色背景，因为视锥细胞对蓝色疲劳会增强其对互补色黄色的敏感性；选择亮度时环境光线不要过强，可半闭眼睛，这样可使视杆细胞活跃。

5. 合理使用比色中的技巧，增加比色的准确性　比色板稍稍湿润后再进行比色效果一般更好；根据邻牙，对侧同名牙和对殆牙，以及牙体预备前需要修复的牙，进行分析，根据表面颜色特征比色，并且将患者的年龄、性别综合起来考虑，可帮助医师获得最协调合适的比色结果；因为尖牙的饱和度较高，可采用尖牙作为选择色调的参照牙；在比色的同时，最好同期进行天然牙摄影以作为辅助手段观察牙颜色、形态及表面特征等；对于牙切缘、邻接面透明度的影响也需加以考虑，用不同透明度的比色卡来选择修复体颜色，有助于正确地比色；尽量采用分区比色，尤其是将牙分为9分区而不是3分区，来进行各分区的比色，会增加对牙色选择的准确性；如难以选到相似的牙色时，可选择最接近的低饱和度、高亮度的牙色，这样可以采用上色的方法来弥补颜色差异;必要时,也可使用排除法进行比色,逐渐排除与牙颜色不符的比色卡。

由于对颜色感知的差异和对美观概念理解的不同,比色时要征求患者的意见,最终的比色结果应该让患者接受。否则,即使是正确的比色结果,如果患者认为不理想,也是徒劳的。

第七节　全　冠

全冠是指完全覆盖牙冠表面的一类修复体,既可作为牙体缺损的主要修复体,又可作为牙列缺损修复的固位体和支持结构,是应用最为广泛的口腔修复体。根据制作材料全冠修复体可分为金属全冠、烤瓷熔附金属全冠、全瓷冠、树脂全冠、树脂-金属混合全冠等。本节主要介绍临床常用的铸造金属全冠、烤瓷熔附金属全冠及全瓷冠。

一、全冠的适应证、临床注意事项及临床修复基本程序

全冠修复体具有固位力强、辅助固位形式多样等特点,故适应证广泛,也因其应用材料的差异和制作方法的特殊性使其在临床制作中有一些需注意的事项。

(一)适应证

(1)牙体严重缺损,固位形、抗力形较差者,或者充填后牙体或充填物的固位形、抗力形较差者。

(2)后牙存在低䶄、邻接不良、牙冠短小、位置异常、牙冠折断或半切除术后需要以修复体恢复正常解剖外形、咬合、邻接及排列关系者。

(3)固定义齿的固位体。

(4)后牙隐裂,牙髓活力未见异常或者已经牙髓治疗无症状者。

(5)氟牙症、四环素着色牙、锥形牙、过小牙、牙釉质发育不全等,不宜用其他方法修复或患者要求美观而又永久性修复的患牙,可以采用烤瓷熔附金属全冠或者全瓷冠修复。

(6)不宜或不能做正畸治疗的前后错位、扭转的患牙可以采用烤瓷熔附金属全冠或者全瓷冠修复。

(7)联冠式牙周夹板。

(二)临床注意事项

(1)对金属材料过敏者禁用金属全冠及烤瓷熔附金属全冠。

(2)前牙及前磨牙避免采用金属全冠修复体。

(3)要求不暴露金属的患者,尽量采用全瓷修复体。

(4)牙体无足够固位形、抗力形者,应采取辅助固位与抗力措施后再修复。

(5)龋坏牙应在修复前彻底去除龋坏牙体组织。

(6)尚未发育完全的年轻恒牙,牙髓腔宽大或严重错位且未经治疗的成年人患牙,需要特别注意牙髓保护问题。

(7)深覆𬌗、咬合紧,在没有矫治而且无法预备出足够间隙的患牙,应注意修复体的固位和抗力设计。

(8)夜磨牙患者或有其他不良咬合习惯者,要注意咬合设计。

(三)全冠临床修复基本程序

1. 临床接诊

(1)比色:烤瓷熔附金属全冠及全瓷冠在基牙预备前需要确定牙冠的颜色。

(2)基牙预备:对牙体进行必要的磨切。

(3)印模和模型:选择合适的印模材料和印模技术制取印模并灌注石膏模型。

(4)确定和转移咬合关系:使用𬌗记录材料记录上下颌的咬合关系并将此关系转移至𬌗架上。

(5)制作暂时修复体:暂时修复体制作方法参见本章第四节。完成以上步骤后,需将暂时修复体黏固到基牙上。患者初次就诊结束。

2. 修复体制作　将模型送至口腔技工室进行全冠加工制作。

3. 戴冠及完成修复体　患者再次就诊时,去除暂时修复体,清理牙面,将牙冠试戴就位。牙冠完全就位后检查咬合、调整咬合直至完全合适,再次抛光全冠调磨处,最后用选择的水门汀进行黏固。

4. 复诊与维护　患者戴用牙冠后如有任何不适,应及时复诊处理。没有自觉症状的修复体也应定期复查,以便及时发现隐患并加以对症处理。

二、铸造金属全冠

铸造金属全冠是由铸造工艺完成的覆盖整个牙冠表面的金属修复体,其自身强度高、耐磨损,可根据需要灵活地增加沟、洞、钉洞等辅助固位形,具有较好的固位力。由于材料颜色的限制,铸造金属全冠目前主要用于后牙。

(一)牙体预备

全冠的制作首先要从基牙的牙体预备做起。后牙铸造金属全冠的牙体预备可分为6个步骤进行。如果需要,在牙体预备前,对余留牙,特别是对殆牙的不均匀磨损、伸长和异常殆曲线进行调整。

1. 殆面预备　目的是为金属全冠开辟殆面空间,一般为0.8~1.5 mm,并为修复体恢复正常的解剖外形和殆关系创造条件。

殆面预备时,先用球形或柱形的金刚砂车针在牙体殆面中央窝磨出几个深1.0 mm的定深窝,开辟成等深的沟;也可用引导沟钻、柱形金刚砂车针在牙体殆面的颊舌斜面上分别磨出引导沟。然后以此沟为参照,按殆面解剖形态均匀磨切,保持殆面正常外形。为防止预备过多或不足,必要时用软蜡片或多层咬合纸检查磨除空间。注意在牙尖交错殆、前伸殆及侧方殆时均应有足够间隙。

殆面形态与应力有关,陡坡会增加牙冠的侧向力,影响冠的固位与稳定,因此应使牙尖斜面斜度与咬合力的方向尽量垂直。如殆面因缺损已有间隙,应按照铸造全冠殆面厚度,对不足部分再做适当预备。

大面积缺损影响固位和抗力者,宜先充填或做桩固位充填后再行预备。如冠缺损严重,应先固位和抗力均较理想的金属桩核,然后再行预备。如临床牙冠过短而影响到固位者,可适当增加颊舌沟预备,或在殆面加钉、洞等辅助固位形等。对残留的陡尖,大斜面应当降低,以增加牙体的抗力形。

2. 颊舌面预备　目的是消除倒凹,将颊舌面最大周径线降到全冠的边缘处,并预备出金属全冠需要的厚度。

预备时分两阶段进行,即先用锥形或柱形金刚砂车针预备引导沟,消除全冠边缘处到颊舌面外形最高点之间的倒凹,使轴壁与就位道平行,并保证冠边缘处应有的修复间隙。然后从外形高点处到殆缘,顺着牙冠外形均匀预备出修复体足够的间隙,预备后的外形尽量与牙冠的外形基本相似。注意预备出咬合运动所需的间隙，如上颌后牙舌尖的舌斜面与下颌后牙颊尖的颊斜面预备后，在牙尖交错𬌗及侧𬌗运动时均应使修复体有足够空隙。如果预备不足，可出现𬌗干扰，在颞下颌关系紊乱病的病例中应特别注意。颊舌轴面的𬌗向聚合度一般为2°～5°。如聚合度过小或平行，虽有利于固位，但会使全冠就位困难，特别是临床牙冠较长者；如聚合度过大，可造成冠固位不良。在下颌磨牙区，当颊面的倾斜度较大时，只需要使颊面龈1/3与舌面平行，若整个颊面与舌面平行，将会造成颊面龈缘处形成过大的台阶或者磨除过多的组织。临床上可随𬌗龈向高度略调整𬌗聚合度，即𬌗龈向高度越大，在保证基本固位力的前提下可适当增加聚合度，以降低戴入难度，反之亦然。颊舌面的预备要足够，否则会使冠外形比天然牙大，并注意预备出牙冠的颊沟、舌沟外形。

3. 邻面预备　目的是消除邻面的倒凹，形成预期的戴入道，并预备出全冠修复材料所要求的邻面空隙。

先用柱形金刚砂车针将邻轴面角处预备出足够的间隙，然后以此间隙为标志再用细长的金刚砂车针沿患牙邻面颊舌向磨切，直至预备出足够的间隙，将冠边缘线降至龈缘，消除龈缘以上的倒凹。磨切时应注意邻面方向与戴入道一致，𬌗向聚合度2°～5°为宜。采用间歇磨切手法，选择好支点，不断校正磨切方向，防止损伤邻牙，防止误切割造成𬌗向聚合度过大，或在邻面上形成过大台阶。

4. 颈部预备　颈部预备关系到冠的固位、美观、牙周和牙体组织的健康、冠边缘的封闭作用及其远期效果，因此颈部牙体预备应严格而细致。

以一定顺序按照设计的颈缘位置沿牙体颈缘线逐步进行预备。通常颈缘线的位置有：①平齐龈缘；②龈缘线以上1.0 mm；③龈缘线以下0.5～1.0 mm。在临床上，根据修复体固位、牙冠𬌗龈高度、缺损或充填物与牙龈的位置关系、美观等因素而定。铸造金属全冠牙体预备边缘形式最常见的为带浅凹形肩台，根据设计要求，选择不同的形式，做相应的预备。关于颈缘线的位置和形式，参见本章第二节。

非贵金属铸造全冠颈部肩台宽度通常为0.5～0.8 mm；贵金属冠的颈部肩台宽度通常为0.3～0.5 mm。边缘应连续一致、平滑而无肩台粗糙面和锐边。为使视野更清楚，保证颈部预备的质量，避免损伤牙龈组织，应在排龈后再进行牙体预备。

5. 轴面角预备　轴面角的预备直接关系到全冠外展隙的外形，食物的排溢和全冠的自洁作用,也与全冠铸件收缩的均匀性有关。在殆面、邻面、颊舌面分别预备后会留下明显的线角,轴面角预备就是消除所有线角,将各个面连成一个整体。

方法是用金刚砂车针切割消除4个轴面角,使轴面角处有足够的修复间隙;在颊舌面近根分叉处,也要磨切足够的修复间隙,以便使该处的全冠边缘与根分叉协调一致,并使牙各表面和谐自然。

6. 精修完成　对上述各个步骤进行检查和精修,以保证全冠的高质量。

检查的主要内容是:①殆面在3个不同殆位上的殆面间隙及基本外形;②轴壁有无倒凹;③邻面及颊舌面殆向聚合度;④颈部预备的宽度、均匀性,平滑度以及颈缘线的连续性;⑤各个轴面角、殆缘嵴是否圆滑等。精修是用粒度小的金刚砂抛光车针将轴面角、边缘嵴处的线角磨圆钝,抛磨各切割面,不得出现尖锐交界线和局部粗糙面;也可用细砂圆片或橡皮轮、橡皮尖在低速下将所有预备的牙面磨光滑,完成牙体预备。除上述方法外,定深孔备牙技术通过测量患牙各个区域的预备量,可更加精准地进行牙体预备。

活髓牙牙体预备后,为减少对牙髓的各种刺激,在除湿干燥条件下,在牙体表面涂布一薄层牙本质脱敏剂。

(二)印模制取

参见本章第五节。

(三)临时冠制作

参见本章第四节。

(四)确定和转移颌位关系

确定颌位关系是制作铸造金属全冠不可缺少的重要步骤之一。由于缺牙的数目和位置不同,确定颌位关系的难易程度和操作方法也不一样,但必须在模型和殆架上准确地反映出上下颌牙的关系。确定正中咬合关系的方法有以下几种。

1. 在模型上利用余留牙确定上下颌牙的殆关系　此法简单易行,适用于少数牙缺失,余留牙的上下颌殆关系正常者。只要将上下颌模型相对咬合,即能看清楚上下颌牙的正确位置关系,用有色铅笔在模型的相关位置画线,标出殆关系,即可作为制作全冠时校对殆关系的参考。

2. 利用蜡或硅橡胶记录确定上下颌关系　在口内仍有可以保持上下颌

垂直关系的后牙,但在模型上却难以准确确定𬌗关系者,可采用蜡或硅橡胶记录确定。将1~2层宽约1 cm软蜡片或硅橡胶,置于患者口内下颌牙列咬合面,嘱其做牙尖交错位咬合,校正无误后待其变硬,从口内取出后放在模型上,对好上下颌模型,即可获得正确的颌位关系。

3. 利用𬌗堤记录上下颌关系　单侧或双侧游离端缺失,每侧缺失2个牙以上,或者上下颌牙列所缺失的牙无对𬌗牙相对,余留牙有牙体缺损需修复,但无法直接取得稳定咬合关系时,可以在模型上制作暂基托𬌗堤,放入患者口中嘱其做正中关系位咬合,取出𬌗堤记录放固到模型上,依照𬌗堤提供的咬合印迹,对准上下颌模型,即可取得正确的颌位关系。

确定颌位关系后,还需将所确定的颌位关系转移到船架上。直接由余留牙或者利用蜡块、硅橡胶咬合记录确定的上下颌关系,上简单的铰链式𬌗架。利用𬌗堤记录上下颌关系或者要求𬌗面高度精确者,可以使用半可调𬌗架。上𬌗架是用水浸泡模型后,将上下颌模型和记录固定在一起,调拌石膏将模型固定在𬌗架上,先固定下颌,后固定上颌,中线对准切导针,平面对准下刻线,前后正对𬌗架的架环。

(五)工作模型

用于修复体制作的模型称为工作模型,其通常由人造石或石膏灌注印模而成。目前,在修复体制作方法中除了在口内直接法修复、计算机辅助设计与计算机辅助制作(CAD/CAM)和预成的修复体以外,其他各类修复体都要通过在工作模型上制作完成。

1. 模型的基本要求

(1)模型要能准确反映口腔组织解剖的精细结构,即要求尺寸稳定,精确度高,模型清晰,无表面缺陷,如气泡、石膏瘤等。

(2)模型要有一定的形状和厚度以保证修复体的制作,即模型的最薄厚度应在10 mm以上,模型的基底面要磨改成与假想𬌗平面相平行,模型的边缘宽度以3~5 mm为宜。

(3)模型表面应光滑,易脱模。表面硬度高,能经受修复体制作时的磨损。压缩强度大,不易破碎和破损。

2. 模型的灌注　全冠制作时,一般采用超硬石膏灌制模型,它具有硬度高、不易磨损、凝固时模型体积变化小、尺寸稳定的优点。

(1)灌注方法:①一般灌注法。指印模制取后不做边缘处理直接灌注模型。将超硬石膏按要求的水/粉比混合调拌均匀后,灌注于印模内。灌注时,一般要求将印模置于专用振荡器上,并用于固定。使用振荡器可以减少灌注模型时形成气泡,也有助于超硬石膏均匀流入到印模的各个部位。待超硬石膏不再流动时,将其翻置于盛有同样材料的有特定形状的模型基座框上。待超硬石膏结固,即可获得规范的模型。②围模灌注法。首先在制取的印模周缘下约 2 mm 处,用直径 5 mm 的软性黏接蜡条将印模包绕,如果是下颌印模则需在下颌舌侧口底部用蜡片封闭空隙,然后用蜡片沿蜡条外缘围绕一周,并使蜡片高于印模最高点以上 10 mm。用蜡封闭蜡片与软性蜡条间的间隙,然后置于振荡器上灌注模型。此方法灌注制成的模型厚度适宜、外观整齐、方便义齿制作,但操作较复杂。

(2)灌注模型的注意事项:①调拌模型材料要严格按产品说明中水/粉比和调和时间进行操作,否则会使模型质量下降。在调和材料过程中,若发现水/粉比不合适,不应中途再加入粉或水继续搅拌,此时应停止操作,将已调拌的材料弃之,然后重新按产品说明的水粉比例进行调拌。因为中途再加入粉或水可在模型内形成不规则块状物,使凝固时间不同步,致使模型强度下降,调拌时间过长,会使模型材料结晶中心增多,凝固速度加快,导致材料膨胀率变大,强度下降。②灌注模型时应使模型材料从印模的高点处开始灌注,并逐渐从高处流向四周,这种方法可使模型灌注完全,减少气泡形成,使模型材料充满印模的每个细微部分。也可以采用从一侧向另一侧灌注的方法。③调拌时搅拌速度不能过快,搅拌快不但造成人为陷入气泡增多,还会引起结晶中心形成过多,降低模型材料强度。④最好采用真空搅拌机调拌超硬石膏,以减少石膏内部气泡的形成。⑤不同的模型材料灌注模型后所要求的模型分离时间是不同的。过早地从印模中分离模型可致模型的薄弱部分折断。一般而言,普通石膏应在灌模后 1 h 再分离模型;硬石膏和超硬石膏分离模型时间应更长一些,灌模 6 h 后再分离模型最好,因为此时石膏模型强度才能接近最大值。有时为了防止孤立牙折断,灌模时在印模中该牙的部位插入一小竹签或金属钉类物品,加强该石膏牙的强度。

灌制好的模型从印模中分离后,经过检查和模型修整,如果符合模型的要求,即可用于下一步的可卸代型模型的制作。

3. 可卸代型模型的制作　制作全冠熔模之前,必须将工作模型做成可卸代型模型,目的是确保制作出的熔模冠边缘与工作模型预备牙(或患牙)的颈缘线完全吻合,与预备牙密合,无间隙,与邻牙有良好的邻接关系。制作可卸代型的方法有多种，常用的方法是工作模型直接加钉技术，其具有操作方便，不需更多附属器械的优点，下面以此技术为例，介绍可卸代型模型的制作步骤。

(1)工作模型的表面处理：脱模后直接在工作模型表面涂布石膏表面硬度增强剂，以提高工作模型的表面强度，使之不易被损坏，这有利于表面的光洁和便于患牙颈缘线的区分。

(2)工作模型的修整：先用模型修整机修整工作模型的四周及底部，使底部成为一个平整的平面，修整后的工作模型底部到患牙颈缘的厚度在10 mm左右。然后用细磨石将底平面修磨，使之成为一个光滑的平面，与石膏底座之间既有紧密的接触关系，同时又便于分离。最后用舌侧修整机将工作模型内侧多余的部分磨除，形成一马蹄形。用锐利的蜡刀去除工作模型的石膏瘤。

(3)形成复位钉孔及固位钉孔：将工作模型置于打孔机的平台上，将需要制作成可卸部分的患牙𬌗面中心对准定位灯(或定位钉)，启动打孔机打孔。要求孔位于患牙近远中和颊舌径的中心点，孔壁与模型底面垂直。在需要固定(即不可卸)的部位打若干个固位钉孔，便于和模型底座石膏的连接。患牙的邻牙亦需要形成可卸形式，便于在工作模型上制作熔模时和铸造后调整全冠的邻接关系。

(4)黏固复位钉及固定装置：所有的孔打好后，用气枪吹净孔内的粉末，滴入瞬间黏合剂，将复位钉及固定装置黏固于孔内。复位钉的种类、型号较多，选用附有双钉的复位钉或附有外套管的单复位钉为好。若使用常规型复位钉时，则需在模型底部做十字形防转动沟。

(5)放置复位钉套管及设置标志物：待黏合剂完全结固后，套上复位钉套管，对需形成可卸部分的底部石膏表面涂敷油性分离剂以便分离。在复位钉末端部位黏附直径2~3 mm的小蜡球，作为钉末端的标志，同时可防止石膏糊进入套管内。

(6)形成模型底座的坚固部分：调拌适量与工作模型颜色便于区别的超硬石膏，将其放于工作模型的底部，其高度达到埋没复位钉及固定装置的1/2~2/3。形成坚固部分的目的是确保可卸代型与底座相接触部分不易被损坏，增加可卸代型的准确性。

(7)形成模型底座部分：待工作模型底座超硬石膏完全凝固后，调拌适量的硬石膏，在振荡器的振荡下注入模型底座成形器中，将工作模型压入模型底座成形器的石膏中,并使复位钉完全接触到最底部,用调拌刀刮除多余的石膏,将石膏表面抹平。

(8)分割模型:待底座的硬石膏完全凝固后,从模型底座成形器中脱出工作模型。用钨钢钻修整工作模型的四周,使3层石膏完全显露,便于切割分离。用U形分离锯(或切割机)从患牙近远中邻面的龈缘向下平行锯开,直至锯透工作模型为止。锯时注意不得损伤患牙的颈缘,锯开线的两边应相互平行,同法将相邻牙分段。

(9)分离代型:先用蜡刀去除模型底部复位钉末端上附着的蜡球,施压力于复位钉的末端,将分段部分连同复位钉一起从模型上分离下来。若需用𬌗架固定关系时,用柱状钨钢钻对工作模型底部进行修整,使复位钉末端从工作模型的侧面可看到,同时用硬纸板对其局部进行保护,防止上𬌗架时石膏进入。

(10)代型根部形态的修整:先用桃形钨钢钻沿颈缘下方约2 mm处做初步形态的修整,去除多余的石膏。再用球钻在放大镜观察下沿着患牙长轴方向平行修整牙颈缘处细小多余的石膏,使患牙颈缘线完全显露出来。对于不便于使用球钻修整的细小部位,可在放大镜下用锐利的修整刀做细微的修整,保证颈缘线的整齐。

(11)标记颈缘线用直径0.5 mm铅芯的铅笔在放大镜下标记颈缘,此线是制作熔模、铸造冠研磨及最终检查冠质量的依据,因此需要用封闭剂将此线加以封闭保护,使之成为制作及检查的标志线。

(12)代型复位:先将进行了代型修整的工作模就位于模型底座上,然后清洁代型、模型和钉洞,将代型就位于模型上。

(13)上𬌗架:按照确定好的颌位关系上𬌗架。为了便于在熔模制作过程中将工作模从𬌗架上取下来操作,可使用𬌗架钉。

4.代型技术　根据制作技术分为个别代型技术、钉代型技术、Di-Lok技术和特殊设备技术。

(1)个别代型技术:又称多次灌注技术,即先用第一次灌注的牙列模型制作代型,在代型上制作熔模,然后将熔模转移到第二次灌注的整个工作模型上修整形态,最后再转移到代型上修整熔模边缘。该法简易,不需要特殊的设备,不用修整预备体周围的软组织。但是,由于熔模的数次转移,容易导致熔模的变形或损坏,且对于某些复杂的或脆性的熔模,转移有一定的难度。

(2)钉代型技术:是目前应用较多的代型制作技术。该技术根据钉的数目可分为单钉代型技术和双钉代型技术，由于前者的代型有一定旋转性，已逐渐被后者所代替。该技术的优点是通过多个相互制约的钉固位来实现代型的稳定和准确复位，并且使用特制的代型打孔机可确保钉放置的准确性和各个钉洞间的共同就位道。但是，该技术在制作过程中有可能损伤预备体邻面的边缘和邻牙，因此在分割模型时要特别小心。

(3)Di-Lok 技术：该技术是利用代型锁盒进行代型分离和复位的技术。先将灌注好的工作模型修整成代型锁盒的形状然后灌注模型的底座，待石膏固化后作切割修整代型。制作熔模时，可将代型从代型锁盒中取出和复位。

(4)特殊设备技术：该技术需使用精密打孔机及特制的底板作代型的打孔，优点是可通过代型的切割间隙来补偿石膏的膨胀，缺点是所需设备要求高，不易普及。

(六)熔模制作

在制作熔模前，在工作模型的代型上均匀涂布一层薄薄的隙料，厚度约为 20 μm，注意在颈缘附近约 1 mm 宽的区域不涂布，以保证颈缘的精度。隙料为黏固剂预留出间隙，隙料的厚度大约是黏固剂的厚度。

(七)包埋

包埋是指用包埋料包埋熔模形成铸型，使其成为具有固定的外形，便于熔模料熔化外流、燃烧、挥发，熔化的液体合金注入的铸型腔。

(八)铸造

铸造是将金属加热熔化，浇铸入预先预备好的铸型内成为铸件(成品)的过程。铸造方法一般分为离心铸造、真空铸造、真空加压铸造、离心力/压力铸造法等。熔解合金时可采用大气下熔解、真空熔解法、惰性气体保护法等。

(九)修复体抛光完成

经认真仔细磨平后的全冠，可用金刚砂橡皮轮抛光，先使用中研磨橡皮轮(轴)进行抛光，再用细研磨用橡皮轮(轴)抛光。抛光的顺序仍然是先轴面，后殆面。轴面抛光时仍应采取轴面或由殆向颈的方向运动。为能使殆面达到高度抛光，必须要用与各种抛光用橡皮轮相对应的金刚砂修整石修整其形态，使之适宜殆面各部的抛光。殆面抛光时应在放大镜观察下进行，以使𬌗面的细小部位均可达到高度抛光。沟窝的抛光还可使用牙签上缠棉花进行抛光，对联冠的外展隙部位抛光时，用金刚砂修整石将橡皮轮修整成尖锐的薄边进行抛光。经高度抛光后，根据全冠所使用的合金选择相适宜的抛光膏，借助小毛刷（或毡轮）进行抛光，使之达到光亮如镜的效果。

（十）戴冠、黏固完成

修复体复查与维护：复查是患者定期或不定期返回医院进行专业检查、信息反馈、接受健康指导甚至治疗处理，以达到持续观察修复体使用情况及临床疗效等目的的过程。

定期复查能够及时发现问题，保证修复体正常使用寿命。如可摘义齿的及时重衬、种植义齿清洁保健、固定义齿出现问题被及时发现与处理，同时让患者有机会接受医师对其进行的预防性指导。

三、烤瓷熔附金属全冠

烤瓷熔附金属（porcelain fused to metal，PFM）全冠也称金属烤瓷冠或金瓷冠，是一种由低熔烤瓷真空条件下熔附到金属基底冠上的金-瓷复合结构的修复体，由于是先用合金制成金属基底（又称金属帽状冠），再在其表面覆盖与天然牙相似的低熔瓷粉，在真空高温烤瓷炉中烧结熔附而成，因此，烤瓷熔附金属全冠兼有金属全冠的强度和烤瓷全冠的美观，其颜色、外观逼真，色泽稳定，表面光滑，耐磨性强，不易变形，抗折力强，具有一定的耐腐蚀性。然而，金属烤瓷修复技术的应用也存在一定的问题，如：①金属烤瓷修复体制作工艺较复杂，对技术、设备及材料要求高；②牙体切削量多；③因瓷层的脆性较大，修复体在使用过程中有发生瓷裂的可能，而且修理也较困难等。

（一）金属烤瓷冠加工制作

1. 石膏代型制作　制作过程参见本节金属全冠内容。

2. 基底冠制作　在代型上制作蜡型，经耐火包埋料包埋后，放于茂福炉内去蜡。选择合适金属铸造，打磨修形，完成金属基底冠制作。

3. 金属基底冠上瓷前处理　为提高金属和陶瓷结合强度，金属基底冠表面需要经过喷砂、排气、预氧化等预处理。

4. 上瓷　使用选定颜色的瓷粉与水调拌成瓷浆，分层堆积至金属基底冠上，形成牙冠形态，在烤瓷炉内按预定程序烧结。

5. 修形、上釉、完成　调磨烧结完成的烤瓷冠外形并在模型上就位，检查邻接、咬合关系及形态，全部合适后对烤瓷冠进行上釉处理，完成烤瓷冠制作。

（二）金属烤瓷冠的结构及烤瓷冠的制作材料

1. 金属烤瓷冠的结构　金属烤瓷冠是由低熔烤瓷粉在真空条件下烧结到铸造金属基底冠上形成的金-瓷复合结构。金属结构最常见的制作方法是铸造，但也有利用电沉积原理将纯金离子沉积在石膏代型上形成纯金基底，因成本昂贵使用不是很普遍。瓷结构是将瓷粉与水或者其他液体混合形成瓷粉糊，然后致密堆积在金属基底上，吸干水分后将金属和瓷外层结构一起置于烤瓷炉内，真空下烧结完成。

2. 烤瓷冠的制作材料　制作烤瓷冠的材料包括瓷材料和金属材料。

（1）瓷材料：瓷材料可分为遮色瓷、牙本质瓷和牙釉质瓷等。①遮色瓷：是直接与金属接触的瓷层，它既要将金属颜色遮住，又必须考虑到与牙体部瓷颜色的一致性。遮色瓷层是决定金-瓷结合的关键瓷层。②牙本质瓷：在遮色瓷表面覆盖的相当于天然牙本质部分的瓷，又称体瓷。它是金属烤瓷冠的基本颜色，是再现牙本质色泽的半透明瓷层。③牙釉质瓷相当于天然牙牙釉质的瓷。在牙本质瓷完成后其表面涂上的能够再现牙釉质透明特点的，几乎没有什么颜色的瓷层。

其他如牙颈部瓷，切端瓷，模仿折裂纹、着色区瓷等均是为了达到逼真效果的瓷材料。

（2）烤瓷合金及其性质：大体上，可以将烤瓷用合金分为两大类，即贵金属合金和非贵金属合金。

贵金属合金中，含金量88%以上的合金常被临床和实验研究采用，但黄金昂贵的价格是其主要缺点。钯-银系列合金与含金量88%以上的金合金相比，其机械强度更高。在与瓷烧结时其金属表面也能像金合金一样，可形成以SnO_2、In_2O_3为主要成分的金属氧化物，因此可获得较好的金瓷结合。然而银钯系列合金（Ag-Pd）因银成分的存在，可引起瓷体变色。因此不含银的高钯合金正在研究开发中，并期待这种合金能够达到不使瓷体变黄的效果。

镍铬（Ni-Cr）系列的合金具有良好的机械性能，然而合金中的高含量的铬(Cr)使得合金极易发生氧化,并在合金表面形成一层氧化薄膜。与薄而致密的贵金属系列合金的氧化膜相比,Ni-Cr 合金的氧化膜显得较厚,影响金瓷结合。有人提出 Ni-Cr 合金所作的前牙烤瓷修复冠崩瓷与这层过厚的氧化膜相关。因此,有评论认为 Ni-Cr 合金性有达到金属瓷结合的基本要求。

另外,不含 Ni 元素的钴铬(Co-Cr)合金逐渐被采用。特别是最近有关于 Co-Cr 合金对瓷有非常好的湿润性的报道,当合金中添加了钛元素成分可在金属表面形成致密可靠的氧化膜。纯钛作为烤瓷金属基底也在临床被采用。

3. 制作瓷熔附金属全冠修复体的材料要求　烤瓷熔附金属全冠兼有金属的强度和瓷的美观,但如果金属与瓷的界面结合不良或形态设计不合理,会造成瓷层破裂或脱落;色泽调配、修饰不良或牙颈部处理不当会引起烤瓷修复体美观问题等;临床上遇到的失败病例,往往涉及烤瓷材料的生物学匹配、金瓷匹配和色彩学匹配 3 个方面。其中金瓷匹配是影响修复体成功的关键因素之一。因此,对烤瓷合金和瓷粉应有以下要求。

(1)烤瓷合金与烤瓷粉应具有良好生物相容性,符合口腔生物医学材料的基本要求,属于有关权威部门认定的标准产品。

(2)两种材料应具有适当的机械强度和硬度,在正常力和功能情况下不致变形和磨损。烤瓷合金应具备较高的弹性模量,铸造性能好,收缩变形小,并具有良好润湿性,以便与瓷粉牢固结合。

(3)两者的化学成分应各含有一种以上的元素,在烤瓷炉熔融时发生化学变化,促使两种材料能紧密地结合成为一个整体,实现化学结合。

(4)烤瓷合金与烤瓷粉的热膨胀系数应在一定的范围内严格匹配。

(5)烤瓷合金的熔点应大于烤瓷粉的熔点。烤瓷合金熔点范围为 1 150～1 350 ℃。烤瓷粉采用低熔瓷粉,其熔点为 871～1 065 ℃。合金的熔点必须高于瓷粉的熔点 170～270 ℃,以防止在金属基底上熔瓷时金属基底熔融或变形。

(6)各类烤瓷粉的颜色应具有可调配性,且色泽长期稳定不变。

(三)金-瓷结合机制

认识金-瓷结合机制和使用材料的要求是实现烤瓷修复的基础。

1. 金-瓷结合的理论

(1)金-瓷界面残余应力与界面破坏:金-瓷界面的残余应力是烤瓷合金与瓷在电炉内冷却到室温时永久保留在材料内部及界面上的应力。这种应力大到一定程度会引起瓷层破坏。有实验证明这种残余应力可达2 800 kg/cm²(277.2 MPa)。而引起金-瓷结合破坏的剪切力为725 kg/cm²(71.8 MPa)。可见残余应力大到一定程度时对金-瓷结合是有破坏作用的。而产生残余应力的实质又是因金属的热膨胀系数(Ma)$(10\sim20)\times10^{-6}$/℃远远大于瓷的热膨胀系数(Pa)$(4\sim5)\times10^{-6}$/℃,在金属烤瓷修复体制作过程中,金-瓷结合界面要经历炉温-室温间大温差的变化。因此,金属-瓷材料的热膨胀系数(coefficient of thermal expansion,CTE)的匹配性是十分重要的。

从理论上推测,瓷材料要承受破坏性压缩应力。为此,有人提出金-瓷匹配指数(compatibility index,CI)的概念。根据瓷承受压应力能力(80~150 kg/mm²)是承受张应力(4~9 kg/mm²)的10倍这一特性,CI值为正值时,且在一定范围内,即界面上有一定量的压应力时,有利于金-瓷结合。为实现这一理论要求,通常烤瓷合金的热膨胀系数与瓷热膨胀系数之差控制在$(0.9\sim1.5)\times10^{-6}$/℃为宜。

(2)金-瓷结合机制:烤瓷合金与瓷之间的结合力可高达4.01~6.39 kg/mm²(397.0~632.7 MPa)。其主要由3种结合力组成,即化学结合力、机械结合力、范德华力。①化学结合力:烤瓷合金在预氧化处理过程中表面会形成一层氧化膜,该氧化膜与瓷产生化学结合,是金-瓷结合力的主要组成部分(占52.5%)。贵金属烤瓷合金中含有Sn、In、Cu,非贵金属中含有的Cr、Ni、Be等元素在氧化过程中生成SnO_2、In_2O_3、CuO_2、Cr_2O_3、$NiCr_2O_4$、BeO_2等氧化物与瓷中的氧化物形成同种氧化物的过渡层(如聚硅酸锡等),实现很强的化学结合力。②机械结合力:金-瓷结合面上经过氧化铝喷砂处理后,会产生一定程度的粗糙面,这既增加瓷粉对烤瓷合金的润湿性,又增大了接触面积,也大大提高了机械结合力(占金-瓷结合力的22.0%)。瓷粉熔融后进入合金表面的凹陷内,还会产生压缩力(约占金-瓷结合力的25.5%)。③范德华力:从理论上分析,金属与瓷之间熔融结合后,会产生紧密贴合后的分子间的引力,即范德华力,该力在两者结合中起多大作用有待进一步研究证实。

2. 金-瓷结合的重要影响因素

(1)界面润湿性的影响因素:金-瓷结合的润湿性,是瓷有效而牢固熔附到金属表面的重要前提。影响这一性质的可能因素有：①金属表面的污染，包括未除净的包埋料；金属表面因不适当地使用碳化硅磨头打磨残留金属表面的 SiC；其他不洁净物的污染，如手指、灰尘等。②合金质量差，基质内含有气泡。③铸造时因熔融温度过高铸件内混入气泡。④金-瓷结合面预氧化排气不正确等。

（2）金-瓷热膨胀系数的影响因素：金属和瓷粉的热力学匹配性即热膨胀系数，涉及界面残余应力的大小，是瓷裂和瓷层剥脱的重要原因。影响热膨胀系数的主要因素有：①合金和瓷材料本身的热膨胀系数值匹配不合理，或使用不匹配的产品。②产品自身质量不稳定。③瓷粉调和或筑瓷时污染。④烧结温度、升温速率和烧结次数变化，如增加烘烤次数，可提高瓷的热膨胀系数。⑤环境温度的影响，如修复体移出炉膛的时间、炉、室温温差大小、冷却速度等。如果适当增加冷却时间，可提高热膨胀系数的匹配性等。

（四）金属烤瓷冠基牙形态要求和预备方法

1. 金属烤瓷冠基牙形态及预备的基本要求　PFM 全冠牙体预备的基本要求与方法类似于铸造全冠。在达到一般牙体预备的基本要求基础上，还应根据不同设计进行牙体预备，基本要求和方法如下。

（1）前牙 PFM 全冠的牙体预备要求：前牙牙体预备一般正常情况下应达到以下标准。①切缘：切缘预备出 1.5～2.0 mm 的间隙，上颌前牙切缘预备成与牙长轴呈 45°且向腭侧形成小斜面，下颌前牙切缘要求同上颌牙，但切缘斜面斜向舌侧。近远中方向与牙弓平行。②唇面：除颈缘外，从牙体表面均匀磨除 1.2～1.5 mm 的牙体组织，但牙冠切 1/4 向舌侧倾斜 10°～15°保证前伸不受干扰，并在牙冠后面切 1/3 磨除少许以保证切缘瓷层厚度和透明度。③邻面：除去邻面倒凹，预备出金瓷修复间隙保证颈部肩台预备外，还应保持邻面适当的切向聚合度 2°～5°。一侧邻面切割量通常上颌前牙为 2.0 mm 以上，下颌前牙为 1.0～1.6 mm。但有时牙冠的近远中径较小时，也可设计成邻面无瓷覆盖，在颈部预备出 0.3～0.5 mm 肩台，并保持肩台以上无倒凹，切向聚合 2°～5°。此种情况下邻面可相应减少切割量。④舌面：根据设计舌侧若不覆盖瓷，只预备出金属的修复间隙并保证颈部肩台及肩台以上无倒凹。若设计金瓷层覆盖则要求在保证金属厚度的基础上增加瓷层的空隙。通常舌侧预备均匀磨除 0.8～1.5 mm。但颈 1/3 部应保持2°~5°切向聚合的颈圈,以增加全冠的固位力。⑤后面颈部肩台的外形要求:唇面及邻面的预备修复体的边缘一般放在龈下0.5~0.8 mm的位置。金-瓷冠特别重视美观性,边缘形态要在考虑到会话、微笑时能见到的范围、龈缘的厚度和颜色及牙的部位等因素加以选择,常用的主要有肩台型、凹槽型等形式。

(2)后牙预备的要求:后牙PFM全冠牙体预备的要求与铸造全冠及前牙烤瓷全冠相近。应按照设计满足固位、金-瓷修复材料空隙和美观方面的要求。前磨牙面通常设计为瓷覆盖,故面降低厚度2.0 mm,磨牙视患者要求或美观需要或为瓷覆盖或为部分瓷覆盖,少数情况下也可设计成瓷颊面,根据修复设计降低牙面的高度也不同。颊舌侧及邻面颈缘肩台0.8~1.0 mm。牙面在牙尖交错位、前伸殆、侧方殆时各牙尖嵴和斜面,特别是功能尖应保证足够的修复间隙。

2.金属烤瓷冠基牙预备的基本步骤 烤瓷冠修复基牙预备方法和步骤与金属全冠基本相似,但因为烤瓷冠的厚度比金属冠要厚,所以基牙预备量更大,肩台预备要求更高,在预备过程中要注意保护软硬组织的健康、美学效果以及修复后对牙周组织健康状况的影响。相关内容参见本章第二节。

(五)金属基底的设计

烤瓷熔附金属全冠殆面、邻面和瓷覆盖的设计是保证烤瓷修复质量和成败的关键步骤。良好的设计应根据患者口腔的具体条件,按照下述要求对金-瓷结构进行设计。

1.金属基底的基本要求 金属基底的目的是帮助烤瓷冠承受咬合压力,防止在受力时发生瓷裂。但金属基底同时也带来了颈部美观性、金-瓷结合等多方面的问题金属基底的设计必须克服这些不足之处,从而发挥金-瓷修复的长处。

(1)金属表面不能有锐角、锐边,表面要形成光滑曲面,防止应力集中导致瓷裂。

(2)要设计成瓷能将金属全部包绕的形态,可增强金-瓷结合强度,防止切缘部瓷裂。

(3)要尽可能保证瓷层厚度一致。瓷层厚度过厚不仅瓷易发生裂纹,同时构筑也比较困难。

(4)完成线应保证金属支撑面积,使金-瓷呈对接形式,这种形式可保证完成线部的瓷强度,防止遮色瓷从此处暴露。

(5)完成线处容易发生强度问题,因此,金-瓷结合部应避免放在与对殆牙相接触区。这种设计还有利于防止对殆牙磨损。

(6)金属基底应尽可能厚一些。由于瓷承受拉伸、剪切的力量很弱,如果金属基底过薄,在承受咬合力时会产生复合应力,导致瓷产生裂纹或破折。因此,在瓷全罩面型前牙的舌侧及磨牙的殆(舌)面应该尽可能地保证金属基底的厚度。

2. 前牙金属基底的设计　前牙金属基底的基本形态可大致分为瓷全罩面和瓷部分罩面两型。瓷全罩面型基牙预备时磨切量较多,故部分罩面型使用较多,但两者之间的分界线并不十分清楚。一般而言,如果舌隆突以上被瓷覆盖可认为是瓷全罩面型。在前牙基底设计中重要的不是哪种罩面型,而是要以再现色彩和防止复合应力的发生为主要考虑内容。

金-瓷交界线在下颌前牙为了支撑受力,以放置在切 1/3 与中 1/3 交界处为好。上颌则根据上下颌牙的咬合接触状况的不同而有所不同。

(1)上下颌在正中有一定的咬合间隙时可设计在咬合滑走区以上的部位。

(2)上下颌呈紧咬接触关系时、根据前牙引导的情况可有多种设计。

3. 磨牙金属基底的设计　磨牙金属基底设计大体上也可分为瓷全罩面型和瓷部分罩面型两类。两者之间并没有明确的分界线,如果瓷将颊、舌侧牙尖全部覆盖可认为是瓷全罩面型,其他的则可认为是瓷部分罩面型。与前牙不同的是磨牙要形成瓷包裹颊、舌侧牙尖的瓷全罩面型设计比较容易。

但是瓷全罩面设计时,殆面中央及舌侧边缘处易发生应力集中,因此,即使强度和美观性都很好的瓷全罩面型设计,如果殆面中央部瓷层厚度过厚或者舌侧边缘处没能形成金-瓷对接形,瓷就容易发生裂纹或破裂。而瓷部分罩面设计中,由于咬合面是金属,瓷内部发生应力折裂的机会就减少了,设计时应尽量使金属承受力,金-瓷交界线要避免放置在咬合接触区。瓷部分罩面设计中如果是前牙引导,因为侧殆运动是尖牙或前牙接触而磨牙无接触,因此,金-瓷交界线只要在牙尖交错位能避开咬合接触区即可;如果是组牙功能殆,侧殆时平衡侧无接触,只需要功能侧能避开咬合接触区即可。

另外,临床单冠制作时,如果对侧自然牙列在平衡时存在滑走,特别是下颌磨牙有滑走时,金-瓷交界线要放在中央沟附近。

邻接面一般用瓷来恢复,因此,邻面金-瓷交界线应避开邻接区而移行至𬌗面或舌面。在瓷全罩面型设计中,边缘部承受咬力较大,邻面交界线应放在邻接区下 1.0 mm 的位置上,形成对瓷有力的支持台阶,以提高强度。

4. 边缘形态　金-瓷修复体根据边缘是否有金属颈圈而大致分为有圈边缘和无圈边缘。无圈边缘又分为金-瓷边缘和颈瓷边缘。

(1)有圈边缘:唇侧或颊侧能见到金属基底形成的颈圈型设计称为有圈边缘。这种设计可充分保证冠边缘的适合性,但因颈圈为金属,美观性较差,现应用较少。有圈边缘要求基牙的边缘为斜面型或肩台型。

(2)无圈边缘:①金-瓷边缘此种设计是使基底在边缘处形成很薄的边缘,至最外端处几乎不露出金属,形成所谓的三角形边缘。三角形边缘具备以下优点:保证强度的需要,防止在边缘部分暴露遮色瓷;防止金属颜色透过瓷修复体。首先,当金-瓷冠在口内就位时,冠会受到来自内部的压力,甚至发生变形。为了防止瓷折裂现象的发生,就必须保证金属基底有一定的厚度,这是强度需要的原因。其次,如果遮色瓷从边缘部位暴露出来,有可能对对𬌗牙、邻牙或者牙龈造成许多不良影响。为了防止此现象,那么这种金属基底边缘设计也是最合适的。最后,由于三角形的角度所具有的特点,可以使边缘金属的颜色不暴露出来。在此处仅有一定厚度的遮色瓷存在,用以遮盖住金属颜色,同时又能取得足够的体瓷以改善颜色。因此,可以认为金-瓷边缘三角形设计是针对金瓷修复体的缺点,防止出现体积过大的最基本设计,同时也是防止瓷折裂、剥离、遮色瓷暴露而引起色泽降低和对牙龈造成不良刺激的一个集中解决办法。在构筑三角形的时候,用笔尖挑取遮色瓷或体瓷向着三角形的底边方向轻轻地上瓷是取得三角形边缘的重要方法。这样,金属、遮色瓷、体瓷一种不同的材料都在三角形的边缘交汇,这是三角形构造原理的集中表现。②颈瓷边缘型设计:这种设计是颈缘唇(颊)肩台处完全没有金属基底,可用专用肩台瓷来恢复,从而避免了在颈部暴露金属和遮色瓷颜色,显著提高其美观性。此设计的唯一不足之处是形成瓷边缘时需要反复烧结、修改颈部边缘形态,制作麻烦。

(六)烤瓷的烧成

烤瓷的过程大致是:合金表面的处理→遮色瓷的烧结→牙颈部瓷的烧结→牙体部、切端瓷、透明层瓷的烧结→形态修整→上釉。

1. 上遮色瓷及烧结　遮色瓷是在合金基底冠表面刷的一层不让合金的

颜色透出，和修复体颜色致的不透明瓷层，这一层瓷是决定金瓷结合关键的一层瓷。

遮色瓷烧结过程是：取适量的遮色瓷粉末置于玻璃平板上，用专用液体调和，用尼龙刷在修复体表薄薄刷一层，吸去多余水分，干燥后在 600 ~ 960 ℃、720 ~ 740 mmHg 的真空条件下烧结。然后再将这层遮色瓷表面湿润，用尼龙刷均一地再涂上一层薄薄的瓷层，此次瓷粉的调和黏稠度的标准是，将调和物集中放于玻璃板上，调和物能慢慢向周围平铺开。两层涂布完成后，在金属表面形成了能够遮挡金属底色，显现烤瓷修复体基本色的 0.1 ~ 0.2 mm 厚的遮色瓷层。

通常，一次性遮色瓷的烧结法与二次烧结法相比较，对防止合金和瓷交接处的不密合现象以及烧瓷过程中气泡的产生均有较好的效果，可明显增加金瓷结合强度。此外，遮色瓷粉末有遮色瓷粉和膏剂遮色瓷粉两种，膏剂遮色瓷粉能够得到比较薄的瓷层。

2. 牙体部瓷成形与烧结　选择合适颜色的牙颈部瓷，在牙颈部到邻接处到牙切端薄薄地刷上一层瓷，烧结。牙体部瓷依照所需要修复的牙形态堆积形成。注意吸掉多余的水分，并注意留出切缘瓷和透明瓷层的空间。从舌侧到唇侧切缘的近 1/3 处，斜切修形。其上方刷切端瓷，然后是刷透明瓷层。这时候完成的修复体体积比需要的修复体体积大 10% ~ 15%。

将修复体从模型上取下并用透明瓷刷修正邻接处。去除多余的瓷粉并吸去水分，在烧结炉前干燥后在 600 ~ 940 ℃，真空中，以每分钟升温 50 ℃的速度下烧结。然后对刷瓷不足的地方进行修正，第二次烧结就完成了修复体牙冠形态。

（七）金属烤瓷冠的咬合调节

烤瓷全冠的试戴是指金属基底的试戴或烤瓷全冠上釉前的口内试合，是完成修复前的重要环节。试戴有 3 种情况：①对于固位不良、修复间隙小、金瓷结合面形态复杂、复杂缺损或咬合关系异常等疑难或特殊的极少数病例，筑瓷前安排患者试戴铸造基底。②对于修复体形态、色泽、咬合、邻接、龈边缘等指标要求高的少数病例，为进一步检查烤瓷冠的上述指标，在上釉前安排患者试戴，患者满意后再上釉瓷。③通常情况下，烤瓷冠在完成基底冠、筑瓷、上釉、抛光等所有技术工艺后才送到临床试合。

（八）金属烤瓷冠常见问题的预防及处理

1. 色彩问题

（1）比色出现的问题有色相、色度或明度的不匹配：其主要原因及常用预防措施为：①比色环境未满足要求：包括工作室大环境和患者周围及口腔周围小环境颜色的干扰。预防办法是严格按照比色要求净化比色环境，使用比色龈色片作为背景色等减少比色误差。②比色时间、取光方向有误：应尽量选择规定时间和比色光线要求比色。③比色者视觉误差：避免在色盲、色弱及视觉疲劳情况下比色。④色标误差：选择与所使用瓷粉相一致的比色色标。⑤色彩再现有误：比色记录不准，比色结果传递失误，烤瓷修复体制作技术问题。

（2）质感和透明度异常：其主要原因及常用措施如下。①色彩呆滞：金属基底过厚，未按照分区比色、分区筑瓷等。应严格控制金属基底厚度，保证瓷层的足够厚度，采取分层分区比色、选瓷、筑瓷，瓷粉烧结时防止因产生气泡而形成明度过高。②透明度低：瓷层过薄，如牙体预备切割量不足，金属基底过厚，遮色瓷过厚，牙体唇舌径过薄，烧结次数过多，上釉时未有效矫正等。

2. 瓷崩裂　烤瓷熔附金属冠和全瓷冠都可发生瓷崩裂，致使瓷崩裂的原因很多，包括临床技术、义齿制作、患者及材料等方面的问题。

（1）内冠或冠桥支架设计、制作不合理：金属基底冠表面形成尖锐棱角或粗糙面，造成应力集中点，导致瓷层裂纹传播；金属铸件过薄不足以支持瓷层；金瓷衔接部与对殆牙有咬合接触；瓷层过厚而无金属支持，如前牙桥体由于桥体的金属支架未正确恢复牙体形态，造成切端瓷层无金属支持等也会引起瓷的崩裂。

（2）金属处理及烤瓷不当：由于汗渍、油污、磨料、黏合剂等造成金属基底冠或冠桥支架表面污染；预氧化处置不当造成氧化层过厚或过薄；由于修改烤瓷形态反复烧结引起金瓷的理化性能改变，并在金瓷界面产生残余应力；材料选择不妥，瓷粉与金属热膨胀系数不匹配；烤瓷烧结时，不当的冷却速度可使金瓷界面残余应力明显增大及炉温不精确等均可使不透明瓷烧结不全而引起崩瓷。

（3）咬合问题：切端、殆面瓷层有咬合早接触点，特别是前伸、侧殆时有早接触点；咬合紧、力大；夜磨牙症者；患者的不良咬合习惯。

(4)临床因素:牙体预备时牙体的磨除量过少或厚度不均可引起瓷层碎裂,牙体预备后牙体倒凹未除尽,导致修复体就位时引发瓷层裂纹;在试戴或黏固时用力过大也可能引起崩瓷。

3. 金瓷修复体瓷层崩裂的修补　金瓷修复体崩瓷后,其金属基底很难从口腔中完整取下,而重新制作既费时费力,又给患者带来一定的痛苦。因此首选的方法是利用碎瓷片、瓷饰片或复合树脂直接口内进行修补。完整脱落瓷片复位后若可以与瓷层折断处完全吻合,可直接复位黏接修复;对难以符合直接黏固修理的要求者,可制作瓷饰片进行黏接修复,但制作工序复杂,精度要求高,需技工室配合才能完成,一般多用于桥体瓷折裂的修复。

可见光固化复合树脂有多种颜色可选择,操作简便、效果好,常被选为瓷裂的修补材料,尤其适用于脱落瓷面不光滑的小范围缺损。首先应彻底清洁瓷层断裂面并用喷砂法或砂石进行粗化处理,亦可在暴露的金属表面磨出沟、倒凹等固位形,其中喷砂效果最好。粗化后再用5%~10%氢氟酸或用1.23%氟化磷酸酸蚀断裂面40~60 s,用清水洗净后吹干。其次涂布偶联剂,使其表面硅烷化,增加树脂与金属或烤瓷的黏合作用。最后进行复合树脂黏接修复。

4. 龈染色问题　龈染色是金属烤瓷冠修复后容易出现的并发症,表现为龈缘和(或)黏膜组织呈青灰色或青褐色。其直接原因是金属基底的氧化物渗透到龈组织中,包括金属基底氧化物未清除干净,或因各种原因引起的腐蚀产生氧化物,或因龈缘炎症诱发。龈染色的处理困难,应尽量采取措施防止其出现。预防办法是:①牙体预备保证龈缘肩台有合理厚度和外形;②保证金属基底外形和金属本体的制作质量;③黏固前清除冠内面的氧化物;④选用高质量黏固剂和确保黏固质量;⑤彻底清除多余的黏固料;⑥及时应用控制龈缘炎的药物,保证口腔清洁;⑦有条件时,鼓励使用贵金属烤瓷合金;⑧采用全瓷颈缘或用瓷层有效遮盖金属基底等。

第八章　牙列缺损或缺失的义齿修复

第一节　牙列缺损或缺失的病因及危害

牙列缺损是指上颌或下颌牙列中有部分天然牙缺失，同时仍保留 1 颗(含)以上的牙齿存在。牙列缺失是指上颌或下颌整个牙列缺失，不存留任何天然牙或牙根，牙列缺失的上颌或下颌称为无牙颌。

牙列缺损或缺失是口腔治疗中的常见疾病，最常见的病因是龋病、牙周病，其次是外伤、肿瘤和先天畸形等。如不及时修复，会影响口腔颌面系统的咀嚼、吞咽、语言、表情及呼吸等生理功能，对消化系统、循环系统等全身多个系统或器官造成直接或间接的损害，且与容貌的协调美观及心理状态密切相关。对牙列缺损和牙列缺失患者来说，及时采用适宜而有效的修复治疗方法恢复受损的外貌和生理功能，维护口颌系统平衡及心理健康，具有非常重要的意义。

一、病因

1. 牙周炎　牙周炎是成人牙齿缺失的主要原因。未经治疗的牙周炎患者，由于牙周支持组织的慢性进行性破坏，导致牙周袋形成和局部炎症，牙槽骨的破坏吸收会使牙齿松动，患牙最终脱落或被拔除。

2. 龋病　龋病是造成牙列缺损或缺失的重要原因之一。未经治疗的龋洞会引起较大的牙体硬组织破坏由其发展而来的牙髓坏死、根尖周炎会形成更大的破坏，最终导致患牙不能保留。

3. 外伤　意外冲击力可造成牙齿折断或脱落，是形成牙列缺损的原因之一。外力引起的牙隐裂和牙齿磨损等如不及时治疗或经保存治疗无效者也将导致患牙拔除。牙外伤所致缺损在临床容易发现，而隐裂、磨耗等损伤常常容易被忽视。

4. 颌骨疾患　临床常见颌骨骨髓炎、囊肿、肿瘤等疾患导致颌骨破坏或需治疗性切除，可以造成患者牙列缺损或缺失。

5. 发育异常　牙齿数目、形态及组织结构的发育异常、骨骼畸形等也可导致牙弓内不同数量的牙齿缺失。

二、危害

1. 咀嚼功能减退或丧失　牙齿的主要功能是咀嚼食物，前牙缺失影响食物的切割，后牙缺失影响食物的研磨。牙齿缺失的数量、时间和部位直接决定口腔咀嚼功能减退的程度。牙齿咀嚼效率的降低会损害患者胃肠道的消化功能，因牙列缺失导致的咬合无力对吞咽功能也有不同程度的影响。

2. 语音障碍　前牙缺失导致唇齿音、齿音和舌齿音的发音不清。在发音时逸出的气流不能完全被控制，气流通过缺牙间隙产生摩擦，同时由于牙齿缺失，舌在协助发音时将失去正常的活动和定位，多数前牙缺失时这种影响更为明显。

3. 咬合关系紊乱和牙周病变　健康完整的牙列对维持口颌系统生物力学的平衡具有重要的意义。牙列缺损后，上下牙列之间的咬合锁结关系被破坏，出现邻近牙齿向缺牙间隙倾斜移位，缺牙间隙的对𬌗牙因无咬合接触而伸长，随之出现咬合紊乱和食物嵌塞，进一步导致或加重局部牙周组织炎症；同时创伤𬌗的形成使余留牙负荷过重，造成余留牙齿的牙周组织出现病变，严重者无法保留。

4. 影响美观　完整牙列可以维持面部的自然外形和美观。前牙缺失对面部美观影响更为明显。个别后牙缺失对面部美观影响不大，但当上下后牙缺失较多或全部缺失时，长时间不修复会导致颜面下部的垂直距离变短，鼻唇沟加深，面部皱纹增加，容貌显得衰老。

5. 对颞下颌的影响　口颌系统的生物力学平衡被破坏是颞下颌关节疾病形成的重要原因之一。当牙齿缺失较多且长期未予修复，会导致咬合关系紊乱、创伤𬌗，出现异常的下颌前伸和侧方运动，肌张力不平衡、肌肉疲劳，髁突异位，使颞下颌关节受到损伤。另外，患者如因牙齿缺失而长期偏侧咀嚼，也会引起颞下颌关节功能紊乱。

6. 心理影响　前牙缺失或牙列缺失后，患者对外观缺陷的顾虑会影响其自信心和社交活动。对于长期心理压力较大的患者可能会产生烦躁和焦虑,进而出现心理疾患。

第二节　牙列缺损或缺失的修复原则及方法

牙列缺损患者余留有不同数目的天然牙,其传统修复方法主要是固定义齿或可摘局部义齿修复;牙列缺失患者整个牙弓上不存留任何天然牙或牙根,其经典的修复方法是全口义齿修复。2017 年 9 月,根据国家卫生健康委员会发布的全国第四次口腔健康流行病学调查结果显示:65 ~ 74 岁老年人中存留牙数为 22.5 颗,与 10 年前相比,增加了 1.5 颗。全口无牙的比例为 4.5%,与 10 年前相比,下降了 33.8%。与此同时,目前中国有缺牙的 65 ~ 74 岁老年人中,缺牙已修复治疗的比例为 63.2%,与 10 年前相比,上升了 29.5%,但仍有近一半的老人未能及时修复缺失牙齿。

一、牙列缺损和牙列缺失的基本修复原则

1. 正确恢复缺失牙的形态和功能　义齿修复应能完整恢复缺失牙及基牙的解剖形态,恢复邻接关系和维护牙列完整,应能重建正常的颌位关系,尽可能恢复咬合功能。

2. 尽量保存健康牙体组织　义齿修复一般需要做牙体预备,牙体预备应既符合修复体所需要的生物力学和材料学要求,又必须做到尽量少磨除基牙的牙体组织,保存健康牙体组织。

3. 保证机体和组织健康　义齿修复时,修复体类型、修复材料的选择、义齿的设计及𬌗力分布,应根据牙体、牙周、颌位关系和患者的基本条件来决定;义齿设计应符合生物学原则,尽量保存基牙的牙髓活力,正确设计修复体边缘的位置,正确处理好修复体与软组织的关系;修复材料应具有良好的生物相容性和化学稳定性,义齿戴入后应对组织产生功能性刺激而不是病理性损害。

4. 良好的固位力与稳定性　修复体及基牙应有合理的抗力形和固位形,义齿应能长时间承受𬌗力而不发生破裂、脱位,基牙也不发生折断,且舒适美观、坚固耐用。

5. 改善美观，帮助发音　义齿修复应恢复牙齿与口唇的正确承托关系，复原牙齿长度与宽度的比例，并通过调整牙齿排列的角度、倾斜度、扭转度等，合理选择人工牙颜色，达到改善面部美观和帮助发音的要求。

二、固定义齿修复

（一）固定义齿结构及功能

固定义齿是依托缺失牙间隙两端或一端的天然牙或牙根，将制作的义齿借助黏合剂黏接固定，以恢复牙列的形态和功能的一种修复体。其结构由固位体、桥体及连接体组成，简称固定桥，是修复牙列缺损中少数牙缺失或数个牙间隔缺失最常用的修复设计。

1. 固位体　指固定桥在基牙上黏固的全冠、桩冠、部分冠、嵌体、翼板等，它将固定桥与基牙相连接形成一个整体，并且获得固位。固定桥所承担的咀嚼力通过固位体传导至基牙及牙周支持组织，固位体应具有足够的强度和良好的固位力。

2. 桥体　是固定义齿恢复缺失牙的形态和功能的部分，其形态、颜色要和缺失牙相似，具有足够的强度和良好的理化性能，不应刺激周围组织。

3. 连接体　是固定桥桥体和固位体之间的连接部分，应具备足够的强度及良好的自洁性。按连接方式的不同，可分为固定连接体和活动连接体。

（二）固定义齿的类型

固定修复技术的进步与焊接技术、铸造技术、材料学发展密切相关。固定桥的类型和分类方法较多，临床多以结构、材料、制作工艺等进行分类，随着口腔种植、计算机辅助加工制作技术的出现和普及，一些新型的固定桥开始出现。

（1）根据固定义齿依结构的不同，固定桥可分为双端固定桥、单端固定桥、半固定桥。复合固定桥是采用以上 2 种或 3 种基本类型联合制成的固定桥。

（2）根据桥体龈端与牙槽嵴的位置关系，固定桥可分为桥体接触式固定桥和桥体悬空式固定桥。

（3）根据桥体使用材料的不同，固定桥可分为金属固定桥、金属烤瓷固定桥、金属树脂固定桥、全瓷固定桥等。

(4)根据制作工艺的不同,固定桥可分为整体铸造固定桥、分段焊接固定桥、粉浆涂塑烧结固定桥、CAD/CAM 固定桥等。

(5)随着科学技术的发展,出现了一些特殊结构的固定桥,包括种植体固定桥、固定-可摘联合桥和黏接固定桥等。

(三)固定义齿的适应证

1. 缺牙的数目和部位　固定桥主要适合少数牙缺失的修复,或者少数牙的间隔缺失,常常是 1~2 个牙缺失,由 2 个或多个基牙支持。少数间隔牙缺失可增加中间基牙,多数间隔牙缺失的固定修复应慎重。多个前牙缺失但咬合力不大,且尖牙条件好者,也可做固定桥修复。符合少数牙缺失,或少数间隔牙缺失,只要基牙满足条件,牙弓内任何部位的缺失牙都能设计为固定桥修复。对𬌗为天然牙或固定桥的后牙游离缺失,单端固定桥要慎重,应考虑种植修复设计。

2. 基牙的条件　基牙的健康状况是能否进行固定桥修复的关键因素。理想基牙应具备良好的牙冠高度、正常的形态和健康的牙体组织;对于畸形或有缺损的基牙应通过治疗达到固位要求;基牙牙根应粗壮稳固,骨吸收不超过根长的 1/3,必要时可增加基牙数目;健康活髓牙是首选的基牙,如有牙髓病变应进行完善的牙髓治疗,牙周组织应健康,X 射线片能够排除根尖周病变和牙槽骨的结构异常;基牙在牙列中的正常位置是义齿取得共同就位道的有利条件。

3. 咬合关系及缺牙区牙槽嵴　缺牙区咬合关系基本正常,应具备一定的𬌗龈高度;正畸治疗可降低对𬌗伸长牙咬合高度,避免过度调𬌗;缺牙区牙槽嵴吸收已基本稳定,骨组织和黏膜形态正常。

4. 年龄和口腔卫生　患者适宜年龄一般在 20 ~55 岁;在修复前进行规范的牙体牙髓和牙周治疗;培养良好的口腔卫生习惯,使患者修复后能保持良好的口腔环境。

5. 余留牙情况　牙周病、牙体牙髓病和需拔除的患牙应在固定修复设计之前处理完成;口腔内应无不良修复体;余留牙应无伸长、松动、下沉及过度倾斜。

6. 患者的要求和依从性　患者的主观愿望和对固定修复的理解应被重视。患者主动配合和良好的依从性也是医生进行修复设计时应予考虑的因素之一。

固定修复的适应证没有绝对的界限,在临床实践中,患者的个体差异较大,口内条件各不相同,医师对适应证的掌握尺度经常有差异。但对于以下情况:①患者年龄较小,根尖部未完全形成;②缺牙较多,余留牙无法承担固定义齿𬌗力;③缺牙区毗邻牙牙髓病变或牙周炎未经治疗等,都不适合行固定桥修复。

(四)固定义齿的特点

固定桥通过固位体黏固在基牙上,固位好,行使咀嚼功能时,义齿稳固而无𬌗向移位;修复体与基牙形成一个新的功能整体,具有较强的对抗侧向移位的能力,修复体稳定作用好;固定桥承担的𬌗力几乎全部由基牙及基牙下的牙周支持组织承担,支持力大,即使采用桥体与缺牙区牙槽嵴接触的设计时,牙槽嵴也只承担了极小的𬌗力,支持作用较好;固定义齿适应证选择恰当,可在较大程度上恢复患者的牙列形态、咀嚼功能和语言功能;患者口腔环境改变小,感觉舒适,异物感小,形态美观,是多数患者愿意选择的修复方式。但是,固定义齿修复有较严格的适应范围,制作难度大,对口腔卫生条件要求高,部分患者的自身特点和全身情况不适合固定义齿修复,且固定桥基牙牙体磨除量较大,少数患者难以接受。

(五)固定义齿的制作方法和步骤

随着口腔材料和加工技术的进步,尤其是计算机辅助设计与计算机辅助制作技术(computer aided design&computer aided manufacture,CAD/CAM),以及数字化印模技术等新兴技术在临床上的推广应用,使固定义齿从设计、取模到加工制作都增添了很多新的内容。以金属材料为基底桥架的固定桥,与使用陶瓷材料的固定桥修复体在制作工艺上有所不同,所需的设备和流程亦有差异,而个性化、美观、高效、简便的设计制作流程将成为主流。

1.修复前的口腔预备　完善治疗基牙及其他余留牙的牙体牙髓疾患;妥善处理和治疗余留牙的牙周炎症,改善口腔卫生;通过调𬌗矫正创伤性咬合,去除𬌗干扰,尽可能恢复正常的咬合关系;拔除滞留残根,修整牙槽嵴。

2.选择基牙与修复设计　选择牙根粗大、牙周健康并能形成共同就位道的健康牙作基牙,使固定义齿能获得足够的支持与固位力,能够承担额外的咬合力并长期维持在生理限度以内。固定桥设计应依据缺失牙数目、部位、基牙条件,以及患者年龄、𬌗关系、支持组织健康情况等因素综合分析,确定修复类型。固位体应具备良好的固位形和抗力形,全冠固位体是应用最广泛的固位体；桥体除能恢复缺失牙形态、功能和美观外，还应符合口腔卫生和保健的要求；做出正确设计后，除全金属材料固定桥外，要求通过比色来确定所修复牙齿的颜色。

3. 基牙预备　应按照义齿设计的固位体类型、材料和制作工艺进行牙体预备，在保护牙体牙髓组织的原则下，各基牙预备时应有共同就位道，以使义齿能够顺利就位；为保护牙周组织的健康，应按照要求确定固位体龈边缘的位置。

4. 制取印模及信息采集　固定桥修复对印模的要求较高，取印模时印模材料宜选用流动性好、富有弹性且变形小的材料，如硅橡胶印模材料；然后制作工作模型及完成可卸代型；按临床取得的咬合记录上殆架。CAD/CAM 制作工艺则需利用专用设备采集牙体预备的三维形态信息，通过计算机处理形成“数字化印模”及“数字化工作模型”。

5. 桥架的制作　在技术室用间接法完成固位体和连接体蜡型，经包埋、铸造、打磨成形后试戴。CAD/CAM 工艺是将加工件信息参数输入数控加工设备，把修复体胚料（可切削陶瓷或合金）切削成所需要的形状，完成修复体的制作。

6. 义齿表面处理及烤瓷塑形　该过程包括金属基底层结合面的粗化、排气、预氧化及涂瓷、熔附、染色上瓷釉；全瓷固定桥也需着色和上釉使之更加逼真，最终完成固定义齿的技术室工艺制作。

7. 试戴及黏固　固定义齿初步完成后，在上釉前需在口内试戴、调殆，最后上釉并黏固就位。根据患者的牙弓形态、年龄、性别等进行形态修整及咬合调改，直至适合为止。必要时还需再染色，使其与邻牙协调。

（六）固定义齿的发展趋势

1. 固定义齿修复的微创概念　所谓微创就是在修复过程中尽可能地少磨牙，微创理念基于黏接技术和全瓷材料的快速发展，瓷嵌体、瓷贴面、嵌体冠等微创设计应运而生，并且取得了很好的修复效果。

2. 数字化技术的发展　数字化印模、椅旁 CAD/CAM 修复体制作、3D 打印等新技术更多更广地应用于固定义齿修复中，不仅减少了患者的就诊次数和时间，而且很大程度提高了义齿的制作精密度。

三、可摘局部义齿修复

(一)可摘局部义齿组成及其作用

可摘局部义齿(removable partial denture,RPD)是指利用口内余留的天然牙、黏膜、牙槽骨作支持,借助义齿的固位体及基托等部件装置取得固位和稳定,用以修复缺损的牙列及相邻的软、硬组织,患者可自行取戴的一种修复体。可摘局部义齿一般由人工牙、基托、固位体、支托和连接体等部分构成,是牙列缺损最常用的修复方法。

可摘局部义齿按其材料结构和制作方法可以分为两种,即由钢丝卡环、基托和人工牙组成的胶连式(托式)可摘义齿和南金属支架、基托、人工牙构成的铸造支架式可摘义齿;按义齿支持方式不同,又可分成牙支持式、黏膜支持式和混合支持式可摘局部义齿。

1. 人工牙　是义齿结构上用以代替缺失的天然牙的部分,按制作材料分为塑料牙、瓷牙和金属牙;按殆面的牙尖斜度不同分为解剖式牙、非解剖式牙和半解剖式牙。人工牙应能够恢复自然牙列的外形;建立正常咬合、排列和邻接关系以恢复咀嚼功能;辅助正常发音;防止余留牙伸长、倾斜、移位及殆关系发生紊乱。人工牙选择既要考虑大小、形态、颜色,与邻牙、同名牙协调性等美观因素,又要与患者的年龄、性别、肤色、面形相适应。另外,对缺牙区颌间距离、覆殆及覆盖程度、牙槽嵴宽度、对颌牙情况等,也应从功能和美观角度加以考虑。

2. 基托　基托又称基板,是可摘局部义齿主要组成部分之一。它覆盖在牙槽嵴上,其作用是供人工牙排列附着、传导和分散殆力,并将义齿各部分连成一整体。借助基托与黏膜间的吸附力、基托与基牙及邻近牙之间的摩擦力可增加义齿的固位及稳定,同时具有防止义齿翘动的间接固位作用。常见的基托依材料不同分为金属基托、塑料基托、金属网加强塑料基托3种。

3. 支托　是放置于天然牙上,用以支持义齿、防止义齿龈向移位及传递殆力的硬性(金属)装置。按放置位置的不同可分为殆支托、切支托、舌支托或舌隆突支托等,其中殆支托为最常用的一种。

4. 固位体　是可摘局部义齿重要的组成部分之一,一般由金属制成,是放置在基牙和牙弓上的固定装置。固位体的主要功能是固位、支持和稳定义齿。按其作用不同分为直接固位体和间接固位体。直接固位体种类较多，一般位于邻近缺隙的基牙以及其他基牙上。其中最常使用的是金属卡环，其主要作用是防止义齿向𬌗方脱位，也起一定支撑和稳定作用。卡环的连接体还有加强基托的功能。卡环的结构和形态变化较多，但其基本结构一般由卡环臂、卡环体、𬌗支托3部分组成，分别起固位、稳定和支持作用。间接固位体常见的有指端支托、连续卡环、邻间钩等，主要起防止义齿翘起、摆动、旋转、下沉的作用，一般放在缺失牙对侧的余牙或黏膜上。

5. 连接体　是可摘局部义齿的组成部分之一，它可将义齿各部分连接在一起，同时还有传递和分散𬌗力的作用。有大连接体和小连接体之分。大连接体亦称连接杆，依所在位置而命名，如腭杆、舌杆及唇、颊杆等。小连接体的作用是把义齿上的各部件，如卡环、支托等，与大连接体、基托相连接，应有足够的强度和刚度，小连接体位置需离开牙龈，不能进入倒凹区。

（二）可摘局部义齿的适应证

（1）适用于各种牙列缺损，尤其是游离端缺牙患者。

（2）缺牙伴有牙槽骨、颌骨或软组织缺损，或唇、腭裂未行外科手术，需要以基托封闭腭部裂隙的患者。

（3）可作为过渡性修复及拔牙后的即刻义齿修复。

（4）牙周病需活动夹板固定松动牙者。

（5）因先天牙萌出不足或牙𬌗面重度磨损等需适当加高垂直距离者。

（6）因基牙过度倾斜，不接受固定义齿牙体预备或主动要求可摘义齿修复的患者。

（7）全身健康条件差，不适合做固定义齿修复的年老体弱患者。

（三）可摘局部义齿的优缺点

可摘局部义齿的适用范围非常广泛，修复方法及制作工艺相对简单，基牙牙体组织磨除少，患者能自行摘戴，便于义齿清洁维护从而能够保持良好的口腔卫生。义齿损坏后修理以及余留牙脱落后增补人工牙方便，费用较低。其缺点主要因修复体较大，部件多，有异物感，部分患者适应较为困难，稳定性和咀嚼效能不如固定义齿好，有时会影响发音和表情等功能，有的患者还会出现口腔黏膜和余留牙损伤。

（四）可摘局部义齿的制作方法和步骤

采用铸造法制作可摘局部义齿较胶连法复杂，其制作步骤增加了铸造支架的加工过程。

1. 口腔预备　根据患者失牙原因、缺牙的部位和数目等情况做出义齿初步设计，制订治疗计划。治疗前应常规进行洁治，了解缺牙区黏膜、颌骨的状况，常规X射线检查可排除关节或颌骨病变，发现余留残根。对于牙槽骨改建尚未稳定、牙周炎较重或有黏膜病变患者应推迟修复。检查咬合情况并做相应调殆，确定固位体设计并预备殆支托凹及隙卡沟。

2. 制取印模，灌注石膏模型　选择形态和大小合适的托盘，根据不同的义齿设计要求选取不同的印模材料，按照正确的取模方法准确制取覆盖整个缺牙区及其相邻组织的印模，灌制精确反映患者口腔和牙弓状态的工作模型。

3. 确定和转移颌位关系　用从患者口内获得的准确蜡殆记录在模型上确定上下颌牙的殆关系；将上下颌模型和殆位记录固定在一起，调拌石膏将模型固定在殆架上，完成颌位关系转移。

4. 模型设计和模型预备　由技术室完成模型观测，确定共同就位道，完成义齿最终设计，并对模型进行倒凹填塞和硬区缓冲，以及模型鞍基区的处理等。

5. 铸造支架的制作　复制磷酸盐耐火模型后，按模型设计完成义齿支架蜡型制作，再经包埋、去蜡、熔铸等工序完成金属支架铸造。支架可分段铸造，然后将各部分焊接成一整体；也可整体铸造而成，有时还需加入弯制卡环联合使用。铸造完成后进行喷砂、打磨、抛光等处理。

6. 完成可摘局部义齿　将完成的支架在模型上就位，卡环和殆支托位置应准确密合，排牙后完成基托蜡型，然后进行装盒、去蜡、填塞塑料，热处理后开盒、打磨、修整并抛光，完成技术室工艺处理。

7. 义齿试戴与调整　义齿按设计的就位道戴入，应轻轻施压就位，避免用力挤压造成基牙或黏膜损伤，戴入后应仔细检查义齿的咬合关系，观察固位体、基托边缘的密合度。义齿初戴需进行调殆以发挥良好的咀嚼功能。试戴时，医生还应指导患者反复练习以便义齿能在口内顺利摘戴。

四、全口义齿修复

为无牙颌患者制作的义齿称为全口义齿。全口义齿是采用人工材料替代缺失的上颌或下颌完整牙列及相关组织的可摘修复体。

（一）全口义齿的基本结构

全口义齿由基托和人工牙两部分组成。义齿基托和黏膜紧密贴合，两者间薄层唾液产生吸附力及表面张力；基托边缘充分伸展到边缘封闭区，良好的边缘封闭将产生大气压力。上述3种力量使义齿固位于上下颌骨上，达到恢复患者生理功能的作用。义齿人工牙通过正确的突度和高度排列以恢复面部外形和面下1/3高度，维护口腔组织健康。全口义齿要获得良好的修复效果，必须要有良好的固位力与稳定性。

（二）无牙颌口腔的特点

1. 骨组织的改变　无牙颌骨吸收主要表现为剩余牙槽嵴吸收。牙列缺失后，牙槽嵴失去了咬合力的生理性刺激，牙周膜的骨形成能力及神经感觉能力丧失，牙槽骨代谢能力下降，颌骨出现骨重建，表现为一定程度的骨吸收。牙槽骨吸收是一个进行性和不可逆的过程。由于上下颌颊舌侧骨质密度的不同，上颌颌弓向上向内吸收，下颌颌弓向下向外吸收，无牙颌弓常形成下颌弓相对大于上颌弓的结果。由于牙齿缺失原因不同，不同患者的牙槽嵴或同一患者牙槽嵴的不同时期或不同部位可呈现不同的形态。

2. 软组织的改变　无牙颌口腔软组织将出现退行性变和增龄性改变，肌张力和弹性降低，唇颊部组织失去支持而向内凹陷，丰满度差，面部皱纹增多，鼻唇沟加深，口角下陷，面下1/3距离变短；舌代偿性变大；唇颊组织变薄，疏松，内陷；口腔黏膜变薄，因黏膜下层疏松而失去弹性，味觉功能减退，唾液分泌减少，口腔干涩，敏感性增强，易感疼痛。由于牙槽嵴的不断吸收，附着在颌骨周围的唇颊面系带与牙槽嵴顶的距离变短；唇颊沟及舌沟变浅。

3. 颞下颌关节的改变　由于失去牙列支撑，患者行使功能时面下1/3垂直距离缩短，造成颌骨的偏移和形成下颌前伸的不良习惯，导致颞下颌关节功能紊乱。髁突在关节窝内的位置出现改变，如关节无法适应，久之会出现关节结构紊乱及慢性炎症，严重者可出现骨质吸收、破坏等关节器质性病变。

4. 无牙颌的组织结构特点与功能分区　根据无牙颌的组织结构和全口义齿的关系，将无牙颌分为4个区：即主承托区、副承托区、边缘封闭区和缓冲区。主承托区为牙槽嵴顶区域，黏膜及黏膜下层致密，可以承担较大𬌗力；副承托区为牙槽嵴顶唇颊和舌腭侧区域，黏膜下层组织较疏松，支持力较差，不能承载较大的殆力，副承托区与主承托区之间无明显界限；边缘封闭区为义齿边缘接触的软组织部分，黏膜疏松，不能承受咀嚼压力，但是这些组织与义齿边缘紧密贴合，产生良好的边缘封闭作用从而保证义齿固位；缓冲区是颌骨正常或异常隆起部分，如上颌隆突、颧突、下颌隆突、颌舌骨嵴等，由于覆盖黏膜薄，不能承受咀嚼压力，义齿基托的相应部分需要去除少许以做缓冲处理。

（三）影响全口义齿固位和稳定的因素

1. 影响全口义齿固位的因素　包括颌骨的解剖形态、黏膜的性质、基托的面积及边缘伸展、唾液的质和量。颌骨越宽大，剩余牙槽嵴越丰满，基托伸展面积越大，固位作用越好；黏膜越厚韧，固位力越好，过薄或过于松软都会导致固位力下降。唾液有一定黏稠度、具有适宜的分泌量，有利于全口义齿固位；义齿基托适宜的伸展可与黏膜组织充分接触而获得良好的固位力。

2. 影响全口义齿稳定的因素　包括颌骨的解剖形态、咬合关系、人工牙排列、基托磨光面的形态、舌体大小及患者对全口义齿的适应能力等。颌骨宽大、黏膜厚韧、上下颌弓的位置关系正常，会增加抵抗侧向力的能力，因此稳定性较好；人工牙位置排列符合生物力学要求，颌位关系恢复正确及咬合关系建立良好可以促进义齿稳定；义齿基托的磨光面形态应为凹斜面，使肌肉组织的作用能对义齿形成挟持力而使义齿保持稳定。

（四）全口义齿的制作方法和步骤

全口义齿应根据患者的解剖生理特点，采用适当的材料，按照特定的方法程序制作完成。制作步骤简介如下。

1. 与患者交流　了解患者的主观要求，包括对义齿的疗效预期，患者对义齿修复过程、效果的理解程度；患者既往口腔治疗情况、缺牙原因、缺牙时间的长短、缺牙修复史等情况；患者年龄和全身健康情况，年龄越大，牙槽骨萎缩越多，调节能力越差，越不易适应戴用全口义齿；患者性格和精神心理情况，研究结果表明，积极乐观和富有耐心的人对全口义齿能主动适应，并且易于满意。

2. 修复前的检查和处理　包括对颌面部、牙槽嵴、颌弓形态大小、上下颌弓的位置关系及系带附着位置、腭穹隆的形状、舌的位置大小等情况的检查。若牙槽嵴有尖锐的骨尖、骨突及唇系带附着过于接近牙槽嵴顶等情况时，需要通过外科手术进行修复前修整；若患者牙槽嵴低平，义齿固位一般较差，可通过行牙槽嵴加高术或唇颊沟加深术等外科手术解除上述问题；若患者口腔黏膜对义齿基托材料过敏，可更换基托材料或采用种植全口义齿等方法修复。

3. 制取印模，灌注石膏模型　全口义齿印模是制取义齿基托组织面覆盖无牙颌口腔组织区域的阴模，以此印模灌注石膏形成无牙颌阳模。准确的印模是取得义齿良好固位的首要环节，因此，印模必须精确反映出无牙颌组织解剖形态以及周围组织的功能活动状态。通常采用制作个别托盘的二次印模法。在取模时做肌肉功能整塑，制取能够反映患者口腔及颌骨周围组织变化的功能性印模，以此灌注工作模型并完成模型修整。

4. 颌位关系记录　颌位关系记录是借助上下𬌗托实现的，用人工制作的𬌗托来确定并记录患者面下1/3 的适宜高度和两侧髁突在下颌关节凹生理后位时的上下颌位置关系，在这个位置，患者颞颌关节不紧张、咀嚼肌力大，咀嚼效能也高。颌位关系记录包括上下颌垂直距离和水平颌位关系，在确定正确的垂直距离和下颌的正中关系位后完成颌位关系记录，依此记录进行全口义齿人工牙排列，重建正中𬌗关系。通过𬌗托的唇颊侧突度可以恢复患者面下1/3 的丰满度。

5. 上𬌗架　𬌗架是固定上下𬌗托和模型的咬合器，它具备与人体咀嚼器官相当的部件和关节，能在一定程度上模拟下颌的运动。将带有上下颌托的上下模型用石膏固定在𬌗架上，以保持上下颌间距离、颌位关系和人工牙列与颞颌关节的关系。根据𬌗架模拟下颌运动程度的不同，可将𬌗架分为不可调𬌗架、半可调𬌗架及全可调𬌗架。

6. 人工牙的排列　人工牙的排列是全口义齿恢复功能和美容的重要部分，应正确合理运用排牙原则进行排牙，从美观、恢复生理功能和有利于组织保健3 个方面进行考虑：前牙区侧重恢复面形及美观，后牙区侧重于咀嚼功能和组织保健，正中𬌗要建立广泛均匀的接触，前伸𬌗、侧方𬌗等非正中𬌗应建立平衡𬌗。上前牙的位置要衬托出上唇丰满度，牙齿排列要体现患者的个性，后牙功能尖要尽量排在牙槽嵴顶上。如果牙槽嵴吸收较多，要根据牙槽嵴斜坡倾斜方向调整后牙倾斜度，使𬌗力尽可能以垂直方向传至牙槽嵴。平衡𬌗即：前牙对刃接触时，两侧后牙至少各有一点接触；后牙工作侧组牙接触时，非工作侧至少有一点接触，以减少功能状态下的不稳定因素。

7. 全口义齿的试排牙和完成　排牙完成后要在患者口内检查：重点关

注面部比例是否协调,颌位关系及咬合关系是否正确,基托边缘的伸展是否合适,义齿是否达到了可靠的固位与稳定等。试排合适后进行蜡型塑造、装盒、开盒除蜡、填塞塑料、热处理,然后进行开盒、打磨抛光,完成制作。

8. 全口义齿的初戴及选磨　基于无牙颌口腔的特殊解剖生理特点,全口义齿制作完成后必须经过试戴。全口义齿就位并不意味着工作结束,还需对颌位关系、咬合平衡、固位和稳定等进行检查,通过选磨修正咬合关系,获得理想的前伸平衡𬌗和侧方平衡𬌗。初戴时,要检查有无疼痛并找出出现疼痛可能的原因;调磨正中𬌗的早接触点使正中𬌗达到广泛均匀的接触和稳定的尖窝关系;调磨侧方𬌗和前伸𬌗时的牙尖干扰,达到平衡𬌗接触,同时教给患者保护口腔组织健康及义齿保护的常识。

9. 复诊　无牙颌患者戴用义齿后必须定时复诊,医生对戴牙后可能出现的问题进行检查和处理,解决戴牙后疼痛,根据戴牙效果处理固位和稳定状况,及时对患者进行戴牙指导。若戴用义齿后有黏膜压痛,可暂时停用义齿,复诊前 2 ~3 h 戴上义齿以便使医师准确地找到痛点进行修改。

第三节　戴用义齿的口腔保健及义齿维护

无论是否戴用义齿,都应养成维护口腔卫生的习惯,戴用义齿后做好口腔清洁卫生更为重要。人工制作的义齿无论怎样精致,都是牙齿缺损缺失后的替代品,是依附在余留牙、黏膜和牙槽嵴上的赝复体,因此,戴用义齿的口腔保健及义齿维护非常重要。戴用者需要学会正确的口腔卫生维护方法,随时关注余留牙牙周和口腔黏膜健康情况,定期进行口腔健康检查,去除不良修复体和及时处理戴用义齿后的口腔组织异常。

一、固定义齿

(1)固定义齿戴入时出现疼痛,原因可能是义齿就位时的机械摩擦、消毒药物刺激、黏合剂中的游离酸刺激,待黏合剂凝固后疼痛一般会自行消失;戴用一段时间后出现冷热刺激疼痛,可能是由于产生继发龋或牙周创伤或牙龈退缩导致边缘密合性差,产生牙本质过敏等。需分析病因对症处理,或行牙本质脱敏治疗或牙体牙髓治疗。

(2)固定义齿戴入后易出现龈缘炎或桥体下黏膜炎症,可给予局部药物治疗,如碘甘油涂拭等,并保持良好的口腔卫生习惯。学会正确的刷牙方法和牙线清洁邻间隙,可有效清除食物残渣及防止菌斑堆积。定期进行牙周洁治,维护基牙健康。

(3)如果戴牙后出现咬合高点或咬合疼痛,要及时复诊调整咬合,消除早接触或𬌗干扰,使𬌗关系协调稳定。

(4)固定义齿松动或脱落要及时复诊:由于黏合剂溶解造成的应及时进行重新黏接;如是固位体固位不良、基牙折断等,应针对原因重新制作固定义齿。

(5)固定义齿长期咀嚼硬物可能出现破损:瓷类修复体容易发生崩瓷,长固定桥因被动适合性较差出现桥体中间断裂等。若不能在口内进行修补,一般需拆除后重做。所以固定义齿使用时应尽量避免承受较重的咬合力或咀嚼硬物。

(6)患者最好半年至一年复诊一次,发现问题及时解决,以利于口腔组织的健康。

二、可摘局部义齿

(1)初戴义齿时口内会有异物感、恶心或呕吐等不良反应,有时会影响发音及咀嚼,一般经戴用1～2周后上述症状即可得到改善。

(2)初戴义齿,建议先咀嚼小块软食,不宜用前牙区咬切食物。

(3)戴用义齿后,可能会出现黏膜压痛,此时摘下义齿暂时不戴,复诊前2～3 h戴上义齿,以便医生准确找到压痛点对义齿进行修改。

(4)饭后和睡前应取下义齿刷洗干净,以便保持口腔内的清洁。为减轻支持组织负荷,使之有一定时间休息,夜间最好不戴义齿,取下义齿泡在清水中,但不能放在开水或酒精溶液中。

(5)患者最好半年至一年复诊一次,发现问题及时解决,应进行定期口腔牙周维护,保护基牙,以利于口腔组织的健康。

(6)义齿戴入后可能会存在固位不良、咀嚼功能较差、义齿摘戴困难、食物嵌塞,发音不清、咬颊咬舌、颞下颌关节不适等情况,应及时与医生联系,对义齿进行相应修改,必要时重新制作。

三、全口义齿

(1)增强使用义齿的信心:预先告知患者戴牙后可能出现的问题,如明显的异物感、恶心发呕、发音不清、唾液增多、义齿易脱落等情况,使患者有足够的思想准备。

(2)重新建立正确的咬合习惯:由于长期缺牙,造成患者习惯性下颌前伸或偏侧咀嚼,要引导患者利用新义齿做到正中咬合。

(3)循序渐进进食:无牙颌患者戴用义齿后,对恢复咀嚼功能要求迫切,应当特别嘱咐患者在充分适应后由软到硬逐渐进食,不要急于求成。

(4)保持口腔清洁卫生,保护口腔组织健康。

(5)义齿的保护:每天用软毛牙刷清洗义齿,避免摔坏义齿,义齿不用时用清水浸泡,避免用热水、强酸、强碱浸泡义齿。

参考文献

[1]顾长明,李晓军. 口腔内科学[M]. 4 版. 北京:人民卫生出版社,2021.
[2]赵铱民. 口腔修复学[M]. 8 版. 北京:人民卫生出版社,2020.
[3]王松灵,程斌. 口腔医学[M]. 4 版. 北京:北京大学医学出版社,2019.
[4]邹慧儒,熊均平. 口腔内科学[M]. 北京:科学技术出版社,2017.
[5]凌均棨. 口腔内科学高级教程[M]. 北京:中华医学电子音像出版社,2019.
[6]石冰. 口腔临床实习前培训教程[M]. 北京:人民卫生出版社,2015.
[7]STEPHEN F R,MARTIN F L,JUNHEI F. Contemporary fixed prosthodontics[M]. 5th ed. St. Louis:Mosby,2015.